LES
POLYMYOSITES
PRIMITIVES

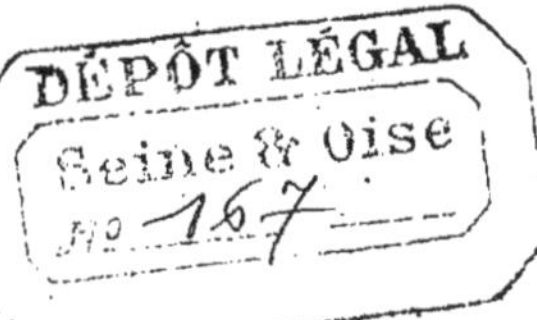

PAR

Le Dr ALFRED FOUCART

ANCIEN EXTERNE DES HOPITAUX
ANCIEN INTERNE DE L'HOPITAL SAINT-JOSEPH
Médaille de bronze de l'Assistance publique

PARIS
ASSELIN ET HOUZEAU
LIBRAIRES DE LA FACULTÉ DE MÉDECINE
PLACE DE L'ÉCOLE-DE-MÉDECINE
—
1907

LES

POLYMYOSITES

PRIMITIVES

LES

POLYMYOSITES

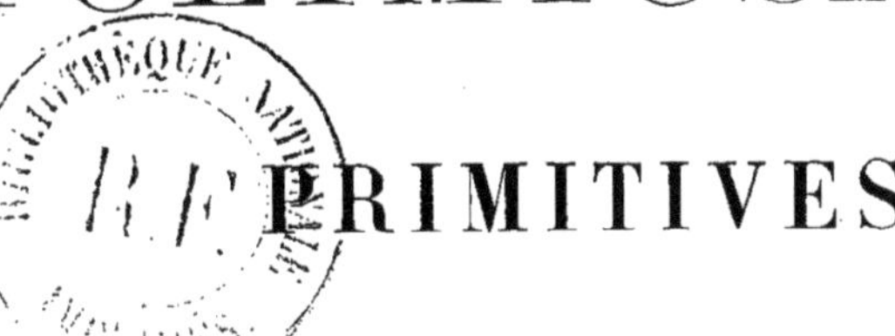

PRIMITIVES

PAR

Le Dr ALFRED FOUCART

ANCIEN EXTERNE DES HOPITAUX

ANCIEN INTERNE DE L'HOPITAL SAINT-JOSEPH

Médaille de bronze de l'Assistance publique

PARIS

ASSELIN ET HOUZEAU

LIBRAIRES DE LA FACULTÉ DE MÉDECINE

PLACE DE L'ÉCOLE-DE-MÉDECINE

—

1907

AVANT-PROPOS

Les polymyosites se présentent de deux manières différentes, suivant qu'elles surviennent au cours ou à la suite
d'un processus pathologique ou bien qu'elles sont la seule
manifestation du tableau clinique ; aussi les divise-t-on en
polymyosites secondaires et polymyosites primitives.

Les premières apparaissent au cours d'une maladie infectieuse, aiguë, comme la fièvre typhoïde par exemple, ou
chronique comme la tuberculose, ou encore au cours de la
syphilis : elles relèvent alors soit de l'agent infectieux, cause
de la maladie, soit d'infections secondaires. A cette diversité
étiologique s'oppose une unité anatomo-pathologique à peu
près absolue : ce sont, dans la règle, des myosites suppurées.
A ces myosites secondaires on peut rattacher les myosites
survenant au cours des affections articulaires ; leur étiologie
est incontestable, mais leur caractéristique est de ne pas
aboutir à la suppuration. Encore qu'assez peu fréquentes,
toutes ces formes sont cependant d'observation banale et ont
été décrites depuis longtemps ; nous ne les étudierons pas.

Toutes différentes sont les polymyosites dites primitives,
s'installant sans cause appréciable, sans étiologie nette ;
absolument distinctes des précédentes par ce fait qu'elles ne
suppurent jamais, elles revêtent assez souvent l'allure clinique
des maladies infectieuses. C'est là une affection rare ; cependant nous avons eu l'occasion d'en observer un cas dans le

service de M. le professeur Grancher, suppléé alors par le professeur agrégé Méry.

C'est donc uniquement la polymyosite primitive que nous aurons en vue dans la présente étude, et nous décrirons sous ce nom un processus inflammatoire étendu à un certain nombre de muscles et survenant sans cause appréciable, sans maladie antérieure ou concomitante de qui puisse relever cette inflammation.

HISTORIQUE

La première observation de polymyosite qu'on rencontre dans la littérature médicale est due à Wagner qui, ne pouvant la classer parmi les maladies jusque-là connues, l'avait décrite, en 1863, sous le nom de « maladie musculaire rare ». Plus tard, en 1875, Potain en communiqua un cas à la Société médicale des hôpitaux et crut pouvoir en faire une variété de morve chronique de forme anormale. En 1878, M. Debove publia, sous le nom d'*atrophie musculaire protopathique*, un cas qu'il avait observé et qui, malgré l'opinion de Wagner, ne semble pas appartenir à la polymyosite. Mais ce ne fut guère qu'en 1887 que la question fut reprise et étudiée plus à fond : à ce moment, en effet, trois médecins allemands, Wagner, Hepp et Unverricht, eurent l'occasion d'observer des malades atteints de polymyosite et publièrent les résultats de leurs observations en essayant de fixer la symptomatologie et l'allure générale de la maladie. Deux d'entre eux, Hepp et Unverricht, frappés de l'analogie de cette dernière avec la trichinose, proposèrent de lui donner le nom de *pseudo-trichinose*. Dès lors, plusieurs travaux se succédèrent, dont le plus intéressant peut-être est celui de Prinzing qui, en 1890, publia un cas de polymyosite à allures cliniques tout à fait spéciales et accompagnée d'hémorragies cutanées.

L'année suivante, en 1891, Unverricht observa un nouveau cas de polymyosite, différant un peu du premier par une participation intense de la peau au processus inflammatoire ; aussi donna-t-il à cette forme le nom de *dermato-myosite*. La même année, Larger rapporta l'histoire d'un malade qu'il avait observé dans le service de M. Rendu et consacra sa thèse inaugurale à l'étude des polymyosites ; ce fut le premier travail français publié sur ce sujet.

De nouvelles observations vinrent ensuite, surtout à l'étranger, et, en 1894, M. Gouget, dans une revue générale de la *Presse médicale*, mit au point la question de la polymyosite primitive : il montra que, de cause mal connue, elle est caractérisée cliniquement par des douleurs et des tuméfactions s'étendant progressivement à un nombre plus ou moins considérable de muscles, et que, presque toujours, on observe concurremment un œdème sous-cutané plus ou moins marqué et un exanthème d'aspect variable ; il opposa aux cas de guérison possibles, les cas de mort par paralysie des muscles respiratoires ou par pneumonie de déglutition.

De nouvelles observations suivirent et, la même année, Adler et Hoffmann puis, l'année suivante, Lévy-Dorn montrèrent la coexistence possible de l'inflammation des muscles et de l'inflammation des troncs nerveux ; ils donnèrent à la maladie qu'ils décrivaient le nom de *neuromyosite*.

La connaissance de tous ces faits engagea les auteurs à les classer et à les faire entrer dans des cadres déjà connus : en 1898, Lorenz, cherchant à ordonner les connaissances que l'on possédait sur les polymyosites, avait proposé de les diviser comme il suit : polymyosite, neuromyosite, myosite accompagnant les affections articulaires ; en 1900, Bonnet, dans la *Gazette des hôpitaux*, consacrait un important article à l'étude critique des différents cas précédemment publiés ; enfin M. Lyot, dans le *Traité de chirurgie* de MM. Le Dentu et Delbet, reprend l'histoire des polymyosites et y apporte d'intéressants documents. Une nouvelle observation vint, en 1901, apporter un précieux contingent à l'étude des polymyosites : Lépine, en effet, y rapportait un cas de polymyosite avec participation accusée de la peau à l'élément inflammatoire ; il proposait de donner à cette forme le nom d'*angiomyosite* pour bien mettre en relief la participation des vaisseaux au processus morbide.

En 1902, Marinesco, dans le *Traité de médecine et de thérapeutique* de Brouardel et Gilbert, décrivait trois formes de polymyosite : la dermatomyosite, la neuromyosite et la polymyosite hémorragique. Il semblait donc, jusqu'à ce

moment, que la polymyosite fût variable dans ses manifestations comme dans son essence.

C'est M. Vincent qui, en présentant en 1903 à la Société
médicale des hôpitaux un cas de polymyosite, s'attacha à
prouver l'unité de cette dernière : il montra que la dermite
est en réalité secondaire et n'est, en somme, que l'expression
banale d'un état infectieux ; que, d'ailleurs, les érythèmes ne
correspondent pas toujours aux muscles malades et qu'en
particulier des muscles peuvent être atteints qui ne sont pas
en rapport avec les téguments, les muscles du pharynx ou du
larynx par exemple. Il insista donc sur ce fait que le point
capital est l'inflammation d'un certain nombre de muscles et
montra l'intérêt qu'il y aurait à réunir sous une rubrique
commune la dermatomyosite, la neuromyosite et la polymyosite hémorragique.

En 1904, MM. Méry, Terrien et Génévrier vinrent, à la
suite d'une communication faite à la Société médicale des
hôpitaux, confirmer cette manière de voir. Le cas qu'ils présentaient offrait, en effet, ce double intérêt : tout d'abord que
le malade était un enfant, fait jusqu'alors unique, ensuite que
le cas observé représentait un type pur, c'est-à-dire exempt
de manifestations cutanées ou nerveuses importantes, exempt
aussi de phénomènes hémorragiques.

Depuis cette époque, un certain nombre d'observations ont
été publiées surtout en Allemagne, notamment par Sick en
1905, par Lorenz en 1906, mais aussi en France par Magnin
et par Augier en 1906.

Il semble donc qu'actuellement, avec M. Méry, on doive
envisager la polymyosite de la manière suivante : l'élément
fondamental et capital est l'atteinte d'un certain nombre de
muscles, atteinte à localisation variable, relevant d'agents
infectieux encore mal connus. Concurremment on peut
observer des phénomènes d'inflammation cutanée ou nerveuse, mais ce ne sont là, en quelque sorte, que des accessoires
dont la présence ou l'absence ne change rien à l'essence
propre de la maladie. Leur existence permet seulement de

décrire, à côté de la polymyosite pure type, des formes cliniques variant avec les phénomènes observés.

L'anatomie pathologique va, d'ailleurs, nous montrer l'unité de la polymyosite.

ANATOMIE PATHOLOGIQUE

L'histoire des polymyosites est assez peu fertile en autop-
sies ; cependant quelques-unes d'entre elles ont pu être pra-
tiquées ; de plus un assez grand nombre de biopsies ont pu
être faites et ces études ont permis d'établir d'une façon à
peu près définitive l'anatomie pathologique des polymyosites.

Les muscles, à l'œil nu, sont mats ; ils ont une couleur
jaune pâle ou rose. Leur aspect a été comparé par les uns à
celui des muscles du lapin, par les autres à celui de la chair de
poisson. Ils sont friables au toucher, tuméfiés, œdémateux
en quelque sorte ; et en effet, si on vient à les inciser, il s'en
écoule un liquide séreux, généralement clair, en plus ou moins
grande abondance.

L'examen microscopique des muscles atteints permet de
constater deux ordres de lésions : d'une part l'inflammation
du tissu cellulaire interfasciculaire et interfibrillaire, d'autre
part des lésions dégénératives des fibres musculaires. Il y a
d'abord, en effet, infiltration cellulaire considérable : le tissu
cellulaire en question est distendu, élargi. Puis à ce stade
succède une phase de prolifération intense des éléments con-
jonctifs périfasciculaires et des cellules granuleuses. On
peut même y trouver des leucocytes en grand nombre,
entourant et comprimant les fibres musculaires ; ce dernier
fait semble se rapporter plutôt aux cas à évolution rapide
analogues à celui qu'a publié Senator.

Enfin Fraenkel, fait remarquable, a trouvé, dans trois cas,
le streptocoque dans les muscles malades et Georguievsky y
a trouvé le staphylocoque blanc.

La fibre musculaire elle-même présente des lésions variables ; mais le fait à peu près constant et frappant tout

d'abord l'observateur est l'effacement très net, souvent presque absolu, de la striation transversale. Les fibres, dans la majorité des cas, subissent les dégénérescences hyaline, granuleuse ou graisseuse. Cette fréquence de la dégénérescence des fibres a permis de soulever cette hypothèse que la dégénérescence n'était pas la lésion capitale de fait, mais qu'elle pourrait bien relever d'une lésion secondaire. A cette théorie Hepp a opposé un démenti formel et soutient que la dégénérescence de la fibre musculaire est la lésion propre de la polymyosite primitive.

Parfois les fibres subissent l'atrophie simple. Dans d'autres cas, au contraire, à côté de fibres atrophiées on constate l'hypertrophie de certaines autres ; ces dernières contiennent des vacuoles qu'on peut voir aussi d'ailleurs dans les fibres non hypertrophiées. Pour Schultze, l'hypertrophie des fibres serait le propre des myopathies primitives ; pour Nathan, au contraire, ce sont les vacuoles qui seraient les caractéristiques de ces dernières ; Fenoglio estime que cette opinion est erronée et il rapporte l'origine des vacuoles à l'existence de la sérosité occupant le tissu cellulaire interstitiel.

On voit donc combien sont profondes les lésions musculaires au cours de la polymyosite primitive. Il n'est qu'une catégorie de cas faisant exception à cette règle : ce sont les cas à évolution rapide ; on n'observe pas alors de dégénérescence des fibres musculaires ; on constate seulement une modification dans la forme des noyaux qui prolifèrent et deviennent ovales.

Dans les types purs, ce sont là toutes les lésions qu'on observe ; mais à côté de ces lésions capitales peuvent exister des lésions secondaires appartenant à des formes un peu particulières.

C'est ainsi que, dans les neuromyosites, aux altérations précédemment décrites se superposent des altérations inflammatoires et dégénératives des nerfs.

Plus souvent encore, la peau est atteinte et, si l'on vient à pratiquer une incision au niveau d'une des masses musculaires atteintes, on peut voir le tissu cellulaire sous-cutané infiltré de sérosité. Cette sérosité est le plus souvent claire, mais, dans un certain nombre de cas, elle a l'aspect louche ; ce fait s'observe surtout dans les polymyosites à marche rapide, et Senator rapporte même qu'il a trouvé du liquide nettement purulent dans un cas à évolution suraiguë.

Une mention spéciale doit être faite de la polymyosite hémorragique : çà et là, dans le tissu interfasciculaire comme dans le tissu cellulaire sous-cutané, on trouve de petites extravasations sanguines, véritables petits foyers hémorragiques. Les lésions musculaires prédominent nettement dans les extenseurs ; Véron a rencontré aussi ces lésions dans le myocarde. Leur aspect est variable : tantôt on trouve, à la surface ou à l'intérieur des muscles, des suffusions sanguines dont la couleur rouge foncé tranche sur le fond grisâtre de la masse musculaire et donne à l'ensemble un aspect véritablement bigarré ; tantôt le foyer hémorragique est plus étendu et le muscle tout entier est brun rouge.

A l'examen microscopique, on trouve des lésions vasculaires à côté de lésions musculaires : la coupe des vaisseaux se montre gorgée de sang ; leur paroi est quelquefois épaissie mais plus souvent rompue par places, en sorte que les interstices musculaires se trouvent remplis de globules rouges. Les fibres musculaires sont non moins altérées : certaines d'entre elles sont rompues et présentent alors des dépôts de pigments sanguins. A côté des lésions atrophiques, hypertrophiques ou dégénératives ci-dessus décrites, on rencontre parfois une lésion assez spéciale que Lorenz a mise en lumière : certaines fibres apparaissent plus minces, plus pâles qu'à l'état normal ; elles présentent soit de la dissociation fibrillaire, soit une striation plus apparente qu'à l'état normal ; entre les fibrilles on aperçoit des séries de gros noyaux ; mais, comme on peut s'en rendre compte sur des coupes transversales, les noyaux, au lieu d'être périphériques, occupent le centre de la fibre.

En résumé, quelle que soit la forme de polymyosite à laquelle on ait affaire, la musculature, dans son ensemble, est atrophiée et flasque, contrastant donc par son aspect avec la prolifération du tissu cellulaire. Le processus de réparation est variable ; mais, le plus souvent, on voit des cellules musculaires embryonnaires s'organiser en bourgeons charnus, une membrane granuleuse se forme, et une cicatrice fibreuse vient combler la perte de substance : c'est la variété hyperplastique de Hayem.

ÉTIOLOGIE

Rien ne semble plus obscur que l'étiologie de la polymyosite primitive, et cela d'autant plus que, généralement mal connue, elle n'est généralement pas recherchée, et par suite trop souvent non diagnostiquée.

Aucun *âge* ne paraît en devoir être indemne, on l'a observée chez l'enfant comme chez le vieillard ; toutefois sa plus grande fréquence est manifeste chez l'adulte entre vingt et cinquante ans.

L'influence du *sexe* est, en l'espèce, de peu d'importance ; toutefois, en 1894, M. Gouget notait que, sur 18 cas, onze avaient été observés chez des hommes ; peut-être faudrait-il voir, dans cette prédilection de la maladie pour le sexe masculin, l'influence, chez l'homme, de professions mettant en jeu plus que chez la femme l'activité du système musculaire.

Au point de vue de la *distribution géographique*, un fait doit être noté : déjà, en 1894, M. Gouget avait fait remarquer que, sur 18 cas, 16 s'étaient produits en Allemagne ; actuellement la proportion est un peu moins forte, mais sur 62 cas environ qu'on trouve dans la littérature médicale, 40 ont été observés en Allemagne. Faut-il voir là une fréquence plus grande de la polymyosite primitive dans ce pays, ou bien n'est-on pas en droit de se demander si les Allemands ne publient pas plus que nous les faits qu'il leur est donné d'observer? Sur les 62 cas précités, 9 seulement ont été rapportés en France.

Au premier rang des causes prédisposantes, on doit placer l'influence du *traumatisme* : les piqûres ou coupures, surtout les contusions, les plaies contuses, les ruptures musculaires jouent un rôle indéniable ; c'est ainsi qu'agirait aussi le surmenage de certains muscles. Quoi qu'il en soit, la fibre musculaire, altérée par une fatigue excessive, ou traumatisée, se rompt ; et, pour Marinesco, le muscle, siège de l'accumulation de substances nuisibles, devient plus vulnérable à l'action de différents agents ; ce qui semblerait militer en faveur de cette hypothèse, ce serait la prédilection marquée de la myosite pour certains muscles dont l'activité est évidemment toute spéciale : les extenseurs de la jambe et du pied, le biceps, le grand pectoral, le psoas. De même, l'influence du traumatisme semble indéniable dans cette observation de Hepp où un malade, tombé dans le coma épileptique, resta couché par terre sur le côté droit pendant vingt-quatre heures ; ultérieurement se développèrent des phénomènes de polymyosite qui restèrent limités précisément au côté droit.

Dans cette observation, on pourrait, et avec autant de raison, semble-t-il, invoquer l'influence du *froid*. Le rôle du froid, d'ailleurs, est moins net, ou du moins de pathogénie plus complexe ; cependant, il semble évident dans un certain nombre de cas, témoin ce fait, rapporté par Fenoglio, d'un homme atteint de polymyosite après avoir dormi pendant deux nuits sur un sol humide ; témoin aussi cet autre fait, rapporté par Sick, d'une infirmière chez qui était apparue une polymyosite quelques jours après un refroidissement contracté pendant une garde de nuit auprès d'un malade.

Senator et Lewy invoqueraient, pour expliquer l'action du froid, une véritable auto-intoxication, et ces auteurs se basent, pour justifier leur conception, sur les cas d'*intoxication* indéniable ayant déterminé des polymyosites : tel est, en effet, le cas rapporté par Senator où la polymyosite suivit l'ingestion d'écrevisses avariées, tel est aussi le cas du malade dont Bœck a relaté l'observation et qui, atteint de blennorragie, avait subi une véritable intoxication médicamenteuse par le copahu. Les polymyosites observées au cours du diabète, celle qu'a notée Unverricht au septième mois d'une grossesse d'ailleurs normale, doivent peut-être être rangées dans cette catégorie des polymyosites toxiques.

Doit-il en être de même du cas que M. Vincent a communiqué à la Société médicale des hôpitaux? Son malade avait été atteint antérieurement d'un « embarras gastrique très grave » avec température atteignant 40°, délire, torpeur, etc., en résumé tout un tableau clinique rappelant assez bien la fièvre typhoïde. Ne faudrait-il pas voir là, plutôt qu'une intoxication alimentaire, une véritable infection?

C'est qu'en effet, un grand nombre de polymyosites semblent bien relever d'une *infection* antérieure. Lewy lui-même, qui soutenait la théorie de l'intoxication, a vu se déclarer une polymyosite chez une malade qui avait, sept semaines auparavant, soigné sa fille atteinte de la même maladie ; il semble impossible de nier ici la contagion ou tout au moins la contagion de l'infection à laquelle a succédé l'affection musculaire. C'est encore l'infection qui paraît en cause dans les cas rapportés par Prinzing et Lévy-Dorn au décours d'une grippe, par Fuckel au cours d'une rougeole, par M. Vincent qui, trois jours avant le début de la polymyosite, avait constaté l'existence d'une angine. Et c'est encore vraisemblablement l'infection qu'il faut incriminer dans le cas rapporté par M. Méry, où, à la suite d'une morsure de cheval, apparut une sorte de pseudo-rhumatisme infectieux accompagné d'une éruption impétigineuse ; cinq mois après se déclarait une polymyosite.

L'origine infectieuse de la polymyosite semble donc prouvée et serait même confirmée par les études bactériologiques ou histologiques : en effet, comme nous l'avons vu, Fraenkel a trouvé des streptocoques dans les muscles atteints ; plus tard Georguievsky, dans un cas de polymyosite hémorragique, a fait des cultures du sang et y a trouvé la présence du staphylocoque blanc ; après la guérison du malade, on constata que son sérum sanguin possédait la propriété de neutraliser les ferments sécrétés par certaines bactéries, entre autres le staphylocoque blanc, et liquéfiaient la gélatine. Enfin, récemment, Sick a découvert une leucocytose légère au début de la polymyosite qu'il a observée.

Quant à la nature des diverses formes de polymyosites, elle ne diffère pas de celle des polymyosites pures. Unverricht, frappé de l'analogie de la dermatomyosite avec la trichinose, en avait fait une variété de cette dernière affection ; mais des recherches ultérieures ont montré l'absence de grégarines dans les muscles atteints.

D'autre part, les hémorragies observées au cours de la polymyosite hémorragique ne sont vraisemblablement que l'expression d'un état infectieux banal.

Enfin, au point de vue de la neuromyosite, on s'était demandé quels étaient les premiers en date des phénomènes musculaires ou des phénomènes nerveux : Senator estimait que les phénomènes musculaires étaient initiaux et l'atteinte des nerfs secondaire ; plus récemment Rosenheim et plus tard Sœmmerling et Hoffa ont montré le peu d'intérêt de cette discussion et se sont attachés à prouver que myosite et névrite relèvent l'une et l'autre du même agent nocif.

En résumé, il semble donc qu'actuellement, à côté des polymyosites d'ordre toxique, se place le groupe plus important des polymyosites d'origine infectieuse ; et peut-être même la pathologie générale actuelle montrerait-elle qu'entre ces deux groupes, il n'y a pas la distinction profonde qu'aurait établie l'ancienne pathologie ; peut-être, en effet, est-on en droit d'admettre que la maladie serait produite par des toxines microbiennes ; ce fait serait en rapport avec les cas nombreux où l'on a démontré que les manifestations musculaires ou nerveuses au cours des maladies infectieuses ne sont pas dues au microbe lui-même, mais à ses toxines.

Quoi qu'il en soit, dans la majorité des cas, l'infection est la cause efficiente, le traumatisme est la cause déterminante.

SYMPTOMATOLOGIE

L'étude anatomo-pathologique et étiologique nous a montré l'unité des différentes formes de polymyosite et le point commun que possèdent toutes ces formes, à savoir la simple atteinte du muscle. Cette conception ne semble pas une vue schématique de l'esprit, et il paraît bien qu'il existe un type pur de polymyosite, analogue à celui que nous avons observé dans le service de M. Méry. C'est donc cette forme que nous prendrons pour type de notre description, nous réservant ensuite de montrer comment l'apparition de certains symptômes imprime à la maladie des aspects différant du type pur et permet de décrire ainsi des formes cliniques spéciales.

I. — DÉBUT.

Le *début* de la polymyosite est rarement brusque ; il est presque toujours précédé de prodromes : le malade a une sensation de courbature générale, de malaises, de fatigues au moindre effort ; il se plaint de céphalée, de vertiges ; l'appétit est nul. Un peu de fièvre complète généralement ce tableau ; la température oscille entre 38° et 39° ; il y a parfois un peu d'agitation nocturne.

Dans certains cas, d'ailleurs rares, de vagues douleurs sont ressenties dans un membre ou dans un segment de membre, rendant pénibles les mouvements, empêchant fréquemment la marche quand elles se localisent au membre inférieur, s'accompagnant même de raideurs, fait important à cause de sa rareté. On peut alors pressentir l'avenir, mais à part ces cas peu fréquents, rien, dans cet ensemble, ne permet, au début, de penser à une polymyosite; c'est là, en effet, l'entrée en matière d'une maladie infectieuse quelconque. Au surplus,

ces prodromes ont une durée habituelle de une à deux
semaines environ ; cependant, dans des cas à évolution
rapide, on les a vus n'occuper la scène morbide que pendant
vingt-quatre ou quarante-huit heures ; inversement, et comme
le prouvent de nouvelles observations et celle de Sick en particulier, dans les cas à début torpide et sans fièvre, les prodromes peuvent évoluer pendant un mois et demi ou deux mois,
consistant seulement en tiraillements douloureux sans autres
phénomènes concomitants.

II. — Etat.

Ce sont, en effet, les *douleurs* qui sont le premier symptôme
en date ou celui tout au moins qui, frappant le malade,
l'engage à consulter le médecin.

Aux tiraillements douloureux du début, succèdent bientôt
des douleurs plus fortes qui ne tardent pas à devenir très
intenses, lancinantes. Leur intensité peut être telle qu'elles
déterminent de l'insomnie ou arrachent aux malades des
plaintes incessantes ; chez les alcooliques, elles déterminent
parfois du délire, et même des hallucinations de la vue et de
l'ouïe ; en tout cas, le moindre mouvement les exaspère, et le
malade s'immobilise dans son lit, comme soudé, craignant la
moindre pression, le moindre attouchement, voire même le
simple poids des couvertures.

La localisation des lésions est variable, mais dans la très
grande majorité des cas observés, la première atteinte porte
sur le membre inférieur (cuisse ou mollet) ; plus tard les
lésions gagnent le membre supérieur, le plus souvent le bras,
parfois aussi l'avant-bras au voisinage du coude et le tronc
en dernier lieu.

C'est alors qu'apparaît le symptôme propre de la polymyosite, la *tuméfaction musculaire* ; mais la palpation est généralement rendue très pénible par la douleur. Tout d'abord, au
palper, les muscles sont raides et paraissent en état de con-
tracture permanente ; Oppenheim a comparé cette rigidité
du muscle à la sensation que donne au doigt un tendon ;

d'autres fois, cette raideur est moins accusée, on perçoit seulement un léger empâtement un peu dur, les masses musculaires semblant indistinctes et comme fondues les unes dans les autres. Puis il se produit, dans l'épaisseur du muscle, une véritable tumeur semblant vraiment faire corps avec lui. Celle-ci est de volume variable : on l'a rarement vue dépasser la grosseur du poing, les plus petites sont de la taille d'une grosse noisette. Leur forme est plus constante et, très généralement, la tumeur est ovoïde, allongée dans le sens du muscle. La consistance est plus variable suivant les cas : la plupart des auteurs en ont constaté la remarquable dureté, dureté véritablement ligneuse et qui permet de la limiter facilement par la palpation ; dans d'autres cas plus rares, la tumeur donne une sensation de pseudo-fluctuation qui fait penser à une collection liquide intramusculaire. Si d'ailleurs on vient à pratiquer une ponction, on ne retire rien, ainsi qu'en font foi toutes les observations récentes.

La peau à la surface n'est pas modifiée, ou ces modifications sont de peu d'importance ; c'est ainsi que, dans presque tous les cas rapportés, on a observé, surtout au début, une coloration rosée des téguments, d'ailleurs légère et essentiellement fugace, au niveau de la tuméfaction. En tout cas, fait important, la peau est mobile sur la tumeur sous-jacente.

Du fait de ces tumeurs, l'aspect des membres est parfois modifié, le membre atteint est quelquefois complètement déformé et peut prendre, par exemple, l'aspect d'une véritable colonne ; on a rapporté des cas où la discordance était remarquable entre le tronc intact grêle et les membres démesurément hypertrophiés. Mais, à part même ces cas peu fréquents, le membre atteint est plus volumineux que son homonyme du côté opposé, ainsi que permet de le constater la mensuration.

Plus ou moins douloureuse spontanément, comme nous l'avons déjà montré, la tumeur est généralement très douloureuse à la pression et à la palpation, mais le fait n'est pas constant et des variétés à l'infini peuvent s'observer dans lesquelles la tuméfaction est très accusée et presque indolore,

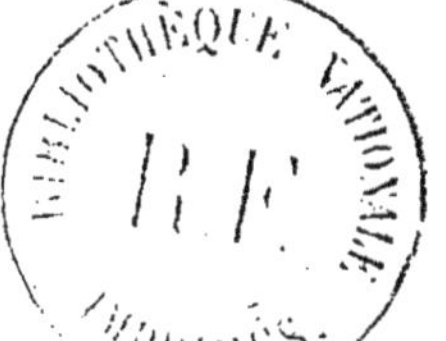

2

ou bien inversement les douleurs sont très intenses presque sans tuméfaction. Mieux encore, chez un même malade, certaines tuméfactions sont douloureuses, d'autres ne le sont pas, et inversement la douleur s'observe sur des muscles qui ne sont pas atteints ; ce fait est tout spécialement remarquable à la face, où l'œdème musculaire est très fugitif.

L'extension des douleurs comme des tuméfactions musculaires se fait progressivement ou par poussées, mais cela sans ordre, capricieusement ; et, comme l'a montré M. Gouget, les lésions tantôt gagnent de proche en proche, tantôt passent d'un membre à un autre pour revenir ensuite au premier.

Pour cet auteur, les muscles des membres sont atteints d'une manière à peu près constante, ceux du tronc dans la moitié des cas, ceux de la face dans le tiers des cas ; l'étude des observations récentes ne modifie en rien ces proportions. Un certain nombre de muscles sont très rarement touchés : tels sont les muscles moteurs de l'œil, dont l'atteinte a été observée par Strumpell et par Oppenheim ; ce dernier a constaté, chez un malade, du ptosis et de la paralysie du droit interne ; Sick a observé de la douleur dans les mouvements des yeux et même du nystagmus ; Fenoglio a relaté l'existence de tuméfactions douloureuses dans les muscles de la langue ; Hepp et Lowenfeld ont noté l'extension de la polymyosite aux muscles du voile du palais.

Au membre inférieur, les muscles jumeaux d'une part, le quadriceps fémoral d'autre part semblent tout spécialement prédisposés.

Au membre supérieur, les extenseurs et surtout le triceps sont fréquemment touchés.

La musculature du dos n'est pas plus épargnée, comme l'ont montré M. Vincent et plus tard Sick : le premier a observé des nodules douloureux constitués aux dépens du trapèze inférieur et du grand dorsal ; le second a noté l'atteinte de la masse sacro-lombaire. Ces mêmes auteurs ont constaté des lésions des muscles du cou et de la nuque ; Hepp avait déjà observé un cas où tous les muscles du cou étant atteints, la tête tombait dans tous les sens.

A l'abdomen, M. Méry et plus tard Sick ont observé des tuméfactions dans le corps des muscles droits.

A la face, c'est au niveau des paupières que prédominent les lésions, et la vision peut même être gênée ; les masticateurs peuvent aussi être atteints et, dans le cas de Lépine, ce sont eux qui ont été pris initialement.

Cette atteinte des muscles ne va pas sans un certain degré d'*impotence* des membres atteints ; l'état de vigilance musculaire du début s'atténue parfois au bout de quelques jours, mais certains mouvements restent impossibles : le malade ne peut s'asseoir sur son lit, ou bien il ne peut porter la main à sa bouche ; chez d'autres la marche est difficile, voire même tout à fait impossible.

Au surplus, la plus sérieuse des localisations musculaires est celle qui se produit sur les muscles respiratoires ; il est rare d'ailleurs que cette localisation se fasse d'emblée ; le plus souvent, ce n'est que tardivement que l'élément inflammatoire s'étend aux muscles en question. Les intercostaux d'abord, puis le diaphragme sont atteints ; on observe parfois les symptômes de la névralgie phrénique ; en tout cas, les mouvements respiratoires sont douloureux et arrachent des gémissements aux malades, ils deviennent superficiels et fréquents et le patient peut succomber aux progrès d'une véritable asphyxie.

A ces signes purement locaux se surajoutent des *phénomènes généraux* qui achèvent de donner à la maladie son aspect spécial. Dès le début, aussitôt que s'installent les douleurs, la *température* monte et, au bout de un ou deux jours, atteint son maximum ; dans le cas qu'il rapporte, Sick l'a vue dépasser 41°. Cette hyperthermie excessive est rare : le plus souvent la température oscille entre 38° et 39°, sans jamais dépasser 39°,5 ; le matin, le thermomètre accuse une forte rémission et il n'est pas rare de voir une différence de deux degrés entre la température du matin et celle du soir. Ce type thermique n'est d'ailleurs pas constant, et certains cas subaigus notamment paraissent devoir rester apyrétiques, puis, brusquement, la température monte et la fièvre persiste pendant deux ou trois jours, caractérisant ainsi l'apparition d'une sorte d'accès.

Des transpirations abondantes, surtout nocturnes, affaiblissent le malade ; l'abattement est extrême. M. Gouget et, plus tard, Marinesco ont insisté sur l'importance d'un fait qui, s'il n'est pas constant, est du moins très fréquent, c'est l'hypertrophie de la rate. Nous ne l'avons pas observée chez le petit malade dont M. Méry a rapporté l'histoire ; plusieurs auteurs ont, d'ailleurs, signalé l'absence de ce symptôme. Il semble donc que ce soit là un fait banal relevant d'un état infectieux ; on sait la fréquence de l'hypertrophie de la rate au cours d'un grand nombre de pyrexies.

Les *urines*, dans la majorité des cas, sont peu abondantes, assez foncées, concentrées, présentant donc les caractères des urines fébriles. La réaction de l'indican est assez souvent manifeste, et on trouve dans de nombreux cas la diazo-réaction d'Ehrlich. L'albumine aussi peut apparaître, mais on n'en décèle généralement que des traces ; il est rare que le dosage permette de trouver plus de 50 centigrammes par litre. La nature de cette albumine a été étudiée par Sick, qui a montré qu'à côté de nucléoalbumines, on rencontrait des albumoses. Le même auteur a constaté que, dans le sédiment urinaire, n'existaient pas d'éléments figurés ; cependant, en 1899, Neubauer avait rapporté le cas d'une jeune fille de dix-sept ans qui, au cours d'une polymyosite, avait présenté de l'albuminurie avec cylindres.

Enfin les observateurs récents n'ont pas négligé l'étude du *sang* : Lépine, chez le malade qu'il a observé, n'a trouvé que deux millions de globules rouges et la valeur globulaire était inférieure à la normale. La numération des globules blancs a donné habituellement, au moins pendant la période fébrile, une leucocytose légère sans éosinophilie ; mais la culture du sang en bouillon est généralement négative.

Pour terminer cette description clinique, faisons remarquer l'absence, capitale en l'espèce, des phénomènes articulaires et des adénopathies.

Mais à ce tableau se surajoutent un certain nombre de symptômes accessoires.

Les *troubles digestifs* sont variables, l'inappétence est généralement absolue, la langue est blanche et plus ou moins sèche, la constipation est fréquente et s'accompagne de météorisme.

Le *système nerveux* est peu touché. Cependant on observe fréquemment des troubles de la réflectivité ; mais l'accord n'est pas parfait, à cet égard, entre les auteurs : tandis que certains, comme M. Méry, ont trouvé les réflexes tant cutanés que tendineux exagérés, d'autres plus nombreux, comme Bœck et Prinzing, plus tard Marinesco et Vincent, les décrivent abolis ou considérablement diminués ; ces derniers auteurs ont constaté que la contraction idio-musculaire était nulle ; d'autres auteurs, Fenoglio et Löwenfeld, plus récemment Sick, n'ont pas observé de modifications des réflexes. Les troubles de la sensibilité sont rares ; cependant Hepp et Unverricht ont trouvé de l'hyperesthésie de la peau à la piqûre au niveau des zones atteintes.

Les *réactions électriques* des muscles atteints ne sont pas moins intéressantes à observer, mais l'examen est généralement assez pénible à cause des douleurs éprouvées par le malade : normale pour Wagner et Fenoglio, la contractilité électrique est diminuée ou même disparue, mais sans réaction de dégénérescence, pour Hepp, Strümpell et Senator ; Lewy avait cependant observé un cas où il y avait une réaction de dégénérescence partielle. Il semble qu'on puisse expliquer cette divergence d'opinions par ce fait que les examens ont dû être pratiqués à des périodes différentes : d'après Sick, en effet, au début il n'y a pas de troubles électriques ; tardivement, au contraire, l'excitabilité faradique est un peu diminuée et l'excitabilité galvanique notablement atténuée. Cette opinion concorde avec les faits qu'avait déjà observés M. Vincent.

Enfin la *radiographie*, à laquelle de nombreux auteurs ont soumis leurs malades, n'a jamais donné de résultats : la transparence de la tumeur est parfaite.

ÉVOLUTION

La polymyosite évolue de façons éminemment variables. Elle affecte parfois une marche continue : dans ce cas, l'extension aux différents groupes musculaires peut être progressive, en telle sorte qu'à un moment donné, presque tous les muscles de l'économie soient intéressés ; le fait est d'ailleurs absolument exceptionnel. Mais, plus souvent, l'inflammation saute, en quelque sorte, d'un muscle à l'autre, abandonnant celui-ci pour passer à celui-là et frapper ensuite un troisième ; et si on observe le malade à une période quelconque, on se trouvera en présence de tuméfactions inflammatoires récentes coexistant avec des manifestations déjà beaucoup plus anciennes, converties en nodules durs, non inflammatoires et à peine douloureux. Un cas remarquable de cette mobilité dans la localisation a été rapporté par Fuckel qui, chez un malade, a vu l'affection sauter chaque jour d'un groupe musculaire à l'autre.

Une place à part doit être réservée à une forme spéciale dans laquelle la polymyosite évolue par *poussées* semblant se terminer chacune par la guérison complète ; entre chaque crise, le malade paraît jouir d'une santé parfaite. Nombreux sont les cas où on retrouve cette évolution, et spécialement toutes les observations rapportées dans ces dernières années mentionnent un nombre variable de ces poussées auxquelles on ne sait si on doit donner le nom de rechutes ou de récidives. Chaque nouvelle crise est marquée par une recrudescence de douleurs et de fièvre et par l'apparition de nouvelles tumeurs musculaires. La plus curieuse des observations rapportées est certainement celle qui est due à Wätzoldt. Cet auteur vit chez son malade huit poussées successives, et ces poussées furent d'autant plus longues que leur intensité était moindre ; les crises durèrent trois jours au minimum et quinze jours au maximum ; en moyenne les rémissions furent beaucoup plus longues et durèrent de quatre jours à trois mois.

Plus récemment, M. Vincent a rapporté un cas de polymyosite à poussées : la première atteinte dura un mois environ ; la seconde n'apparut que deux ans et demi plus tard et évolua dans le même temps que la première ; une troisième atteinte, enfin, survint dix-huit mois après le début de la seconde et, fait remarquable, fut précédée d'une angine. Il semble bien que cette forme de polymyosite puisse être étiquetée polymyosite à récidives.

Il n'en est pas tout à fait de même dans le cas rapporté par Sick : cet auteur observa six atteintes successives ; mais pendant les périodes de rémission, dont la durée fut de deux jours au minimum et d'un mois et demi au maximum, la malade continua à souffrir, les tuméfactions musculaires persistaient, la température n'atteignait pas tout à fait la normale ; il semble donc qu'ici on ait eu affaire plutôt à des rechutes qu'à des récidives. Et il paraît légitime de distinguer, dans ces formes de polymyosites à poussées, deux variétés : l'une à récidives, l'autre à rechutes ; ces polymyosites à poussées peuvent d'ailleurs, au point de vue de leur évolution, être rapprochées des polymyosites ordinaires, chaque poussée évoluant pour son propre compte comme la forme type.

Au surplus, la *durée* de la polymyosite pure est extrêmement variable : dans la moyenne, elle est de cinq semaines à cinq mois ; on doit considérer comme tout à fait exceptionnels les cas où la maladie n'a duré qu'une semaine et ceux où elle a évolué pendant plus de deux ans.

En résumé, cette évolution est, suivant la durée et suivant l'intensité des phénomènes généraux : aiguë, subaiguë ou chronique, et c'est incontestablement la forme subaiguë qui est de beaucoup la plus fréquente. M. Lyot a attiré l'attention sur les particularités de son évolution et a montré que, caractérisée par l'oscillation souvent extrême des centres de myosite, elle se développe sans fièvre et sans atteinte de l'état général ou de la nutrition.

La *terminaison* de la polymyosite peut être mortelle. La mort est alors le fait soit d'une des complications que nous étudierons ultérieurement, soit de l'extension de la maladie aux muscles de la respiration, de la mastication ou du pharynx. La mort survient alors par asphyxie, comme nous l'avons vu, ou bien par inanition, l'alimentation devenant impossible ; très souvent aussi il se produit une bronchopneumonie de déglutition qui emporte le malade. La mort, en tout cas, est rare avant le huitième jour ; Löwenfeld en a observé un cas au seizième mois. En revanche, l'observation qu'a rapportée Sick est intéressante par ce fait que, malgré l'atteinte des intercostaux et du diaphragme, la guérison est survenue.

C'est qu'en effet, la guérison est possible et même fréquente. M. Gouget notait que, dans ce cas, il persiste pendant assez longtemps dans les muscles atteints une sensation d'engourdissement avec sensibilité à la pression. Les auteurs récents, MM. Vincent, Méry, Sick ont aussi fait mention de ce phénomène et ils ont appelé l'attention sur l'*atrophie* presque toujours secondaire à la polymyosite. Cette atrophie ne peut être considérée comme une complication de la polymyosite, mais bien comme une séquelle de cette affection : parfois elle est très étendue et atteint tous les muscles malades ; d'autres fois, et c'est le cas le plus fréquent, comme chez le malade observé par M. Méry, elle est légère et partielle, ne portant que sur quelques-uns des muscles précédemment touchés : surtout ceux de la cuisse, de la main ou de la nuque.

FORMES CLINIQUES

Nous avons établi précédemment l'existence de certaines formes cliniques différant un peu de la polymyosite type dont nous venons de voir l'allure clinique et l'évolution. Ce sont ces formes dont il nous reste à étudier maintenant les symptômes et la marche.

Deux types spéciaux peuvent d'abord être distingués suivant la prédominance de l'élément inflammatoire sur la peau ou sur les troncs nerveux : ce sont la dermatomyosite d'une part, la neuromyosite d'autre part. Enfin l'existence d'un élément hémorragique doit faire décrire à part une troisième forme : la polymyosite hémorragique.

Lépine, dans la *Revue de médecine* de 1901, s'élève contre ces dénominations ; se basant d'une part sur la fréquence des hémorragies musculaires, d'autre part sur la faible atteinte habituelle de la peau, il propose de supprimer les termes de dermatomyosite et de polymyosite hémorragique et de réunir dans une même description ces deux formes sous le nom d'*angiomyosite*. Il voit à cette dénomination l'avantage de rappeler les altérations des vaisseaux. Cette classification, ingénieuse à coup sûr et peut-être plus rapprochée de la vérité au point de vue anatomo-pathologique, est moins avantageuse au point de vue clinique : la polymyosite hémorragique a un tableau assez spécial qu'on doit décrire à part et ne pas confondre avec la dermatomyosite.

I. — DERMATOMYOSITE.

Dans sa symptomatologie comme dans ses allures, la dermatomyosite diffère assez peu du type ordinaire des polymyosites que nous avons décrit; il faut bien savoir d'ailleurs qu'elle est beaucoup plus fréquente que la polymyosite pure. Le début brusque y est exceptionnel au même titre ; au contraire, les prodromes tels que céphalée, malaise, courbature générale, douleurs musculaires y sont fréquemment observés.

A la description que nous avons faite des lésions musculaires nous n'avons rien à ajouter. Mais en revanche la peau est plus fortement atteinte que dans la polymyosite ordinaire.

L'*œdème cutané* est fréquent et se localise généralement au niveau des tuméfactions musculaires ; fait capital, cet œdème respecte presque toujours les régions articulaires ; en revanche, on a noté sa prédilection pour la face où on l'observe souvent, principalement au niveau des paupières et où il est souvent le premier phénomène en date, celui qui attire l'attention. Dans le cas observé par Lépine, cet œdème, occupant la région temporale, avait envahi les paupières et était tel qu'il empêchait l'ouverture de l'œil. Quoi qu'il en soit, la caractéristique de cet œdème est d'être un œdème dur, où le doigt ne laisse pas l'empreinte en godet classique. Certains auteurs l'ont vu présenter l'aspect et la consistance de la sclérodermie. Plus ou moins accusé, mais généralement intense, il n'arrive cependant que rarement à déterminer une déformation de la face ou des extrémités ; sa présence rend parfois presque impossible la palpation des muscles. Il est rare, d'ailleurs, qu'il soit uniformément réparti sur tout le membre atteint ; les observations récentes ont bien montré, après Bonnet, qu'il se localisait généralement d'un côté, soit sur le plan de la flexion, soit sur celui de l'extension.

A cet œdème se superposent assez souvent des *éruptions* ; mais ces dernières sont aussi variables dans leurs aspects que dans leurs localisations et leurs dates d'apparition. Inconstantes en effet, elles sont généralement assez tardives, ne se produisant guère que lorsque les douleurs musculaires, les tumeurs et la fièvre sont installées déjà depuis plusieurs jours ; cependant certains auteurs les ont vues précéder les douleurs musculaires et l'œdème et se produire dès le début ; cette opinion est, en particulier, soutenue par Bonnet. Le plus souvent ces éruptions se présentent sous forme d'urticaire ou de roséole. Assez souvent aussi, c'est un simple érythème ou une rougeur plus ou moins étendue avec sensation de prurit ou de cuisson, véritable placard d'aspect érysipélateux, présentant même sur sa périphérie le bourrelet classique ; parfois cet érythème est suivi d'une fine desquamation ; on a même cité un cas où, à la suite d'une poussée érythémateuse, avait persisté une pigmentation brunâtre qui n'avait disparu qu'à la longue. Enfin on a rapporté quelques cas d'érythème noueux ou d'herpès labial au cours de la dermatomyosite.

Ces éruptions, accompagnées d'hyperesthésie de la peau à la piqûre, sont généralement peu étendues et se localisent au niveau des tuméfactions musculaires et cela surtout aux extrémités puis à la face.

Cependant Marinesco dit qu'elles peuvent s'étendre à tout le tégument externe, et même, sans se généraliser ainsi, apparaître en des points correspondant à une musculature saine. Plehn a rapporté un fait plus singulier encore, à savoir la succession chez un même malade de différents types d'éruptions : après une période de vingt-quatre heures où le patient présenta de la rougeur érysipéloïde des mains et des avant-bras, apparut de l'herpès lobial auquel succédèrent à leur tour tour des macules roséoliques sur le ventre et sur le thorax ; enfin au bout de deux jours se montrèrent sur le tronc et les cuisses des taches purpuriques.

Cet élément inflammatoire cutané n'est pas le seul fait important de la dermatomyosite : assez souvent il s'y surajoute une inflammation plus ou moins accusée des muqueuses ; aussi Oppenheim a-t-il proposé pour cette affection le nom de *dermato-muco-myosite*. La muqueuse buccale, en particulier, est souvent d'un rouge vif, au point qu'on peut se demander s'il ne s'agit pas du début d'un énanthème de maladie infectieuse. Hepp a même observé une sorte d'angine, et Lewy, de véritables ulcérations des amygdales.

Comme la polymyosite normale, la dermatomyosite peut

présenter de l'hypertrophie de la rate, des sueurs abondantes, en un mot tous les symptômes généraux et accessoires que nous avons déjà décrits ; comme elle, elle peut évoluer suivant les types aigu, subaigu ou chronique, le type subaigu, le plus habituel, ne comportant pas l'atteinte des muscles respiratoires ou masticateurs ; ici encore le type chronique relève fréquemment de poussées inflammatoires fébriles, séparées par des périodes d'accalmie.

II. — Neuromyosite.

Dans la neuromyosite, comme dans la dermatomyosite, les phénomènes musculaires ne diffèrent guère de ceux qu'on observe dans le type habituel et nous n'y reviendrons pas.

Mais un certain nombre de symptômes traduisent l'atteinte des nerfs ; c'est ainsi que Hepp a signalé l'existence de crampes douloureuses. Mais le plus important et peut-être le plus frappant de ces symptômes pour l'observateur est la *douleur à la pression sur le trajet des troncs nerveux* qui se distribuent au membre malade. C'est Strümpell qui, le premier, a appelé l'attention sur ce phénomène, et cette localisation est souvent très nette, comme en fait foi l'observation de Lévy-Dorn, qui avait trouvé de la douleur sur tout le trajet du médian.

A côté de ces troubles de sensibilité subjective, se placent des troubles objectifs divers dont le plus fréquent est une légère diminution de la sensibilité.

Les réflexes patellaires sont généralement abolis ; quelques auteurs les ont trouvés seulement diminués. D'autre part, on constate quelquefois soit une paralysie, soit plus fréquemment une parésie légère qui, comme l'ont montré Lévy-Dorn et plus tard Marinesco, est généralement plus prononcée aux extrémités des membres qu'à la racine.

Pour Lévy-Dorn d'ailleurs il y a seulement diminution quantitative de l'excitabilité électrique ; pour Adler, au contraire, il y aurait réaction de dégénérescence. Marinesco estime qu'on ne peut établir là de règle absolue, et que ces modifications électriques, si elles varient d'intensité suivant les lésions des muscles, sont plus encore fonction de l'état des nerfs.

Après une période de fièvre, l'affection passe généralement à la phase chronique, et au bout de six mois au maximum, la guérison peut survenir. La mort a été, par contre, souvent observée et le fait semble dû aux troubles produits par les névrites. Quoi qu'il en soit, même en cas de guérison, l'atrophie est beaucoup plus fréquente que dans les polymyosites ordinaires.

A cette forme de neuromyosite proprement dite, il faut rattacher une variété dans laquelle tous les symptômes cutanés et nerveux sont réunis, véritable *dermato-neuromyosite* par conséquent. Aux tuméfactions musculaires, aux phénomènes névritiques, aux symptômes généraux se surajoutent des manifestations cutanées : la peau est luisante, unie et chaude, d'autres fois présente un véritable exanthème ; et, fait bien particulier, très souvent cette inflammation tégumentaire est précisément localisée à la région des troncs nerveux dont elle dessine sur la peau le trajet anatomique.

III. — Polymyosite hémorragique.

Les observations de polymyosite hémorragique sont peu nombreuses ; aussi est-on peu fixé sur le tableau symptomatique de cette variété clinique.

La caractéristique de cette forme est la rapidité de sa marche pendant une période aiguë qui ouvre la scène.

Assez brusquement, en effet, se déclare une doulenr dans une région bien circonscrite, généralement au membre inférieur, soit au mollet, soit à la cuisse. Presque immédiatement après, apparaît une tuméfaction musculaire. Dès lors, à cette période de début caractérisée par la limitation des phénomènes morbides, succède une période d'état caractérisée au contraire par la mobilité des symptômes :

La tuméfaction, de volume variable, quitte une région

pour passer à une autre, puis à une nouvelle, pour revenir ensuite à la première ; fait assez spécial, à la palpation on sent à son intérieur des sortes de nodosités.

Les douleurs sont très violentes et sont exaspérées par le moindre mouvement ; elles déterminent de l'insomnie et arrachent souvent des plaintes au malade.

La peau présente les phénomènes inflammatoires de toute dermatomyosite, mais il s'y surajoute une note hémorragique : on voit apparaître des éruptions de petites macules rouges de volume variable, grosses environ comme des lentilles ; bientôt ces macules deviennent plus foncées et offrent nettement un *aspect purpurique* ; elles prennent ensuite une couleur violette et ne disparaissent qu'au bout d'un temps assez long ; elles ne sont ni saillantes, ni prurigineuses.

L'existence de ces hémorragies ne va pas sans quelques *troubles circulatoires* ; le plus important peut-être est constitué par la discordance entre le pouls et la température : tandis que cette dernière est au voisinage de la normale, on compte jusqu'à 130 pulsations par minute. Des palpitations traduisent pour le malade cette tachycardie.

Longtemps encore après la disparition de l'œdème de la peau, persistent des douleurs à la pression et dans les mouvements ; seule la douleur spontanée diminue, mais les muscles atteints restent sensibles, tuméfiés et comme empâtés. Ferroglio a même constaté que, dans les mouvements, on percevait des crépitations et, pour cet auteur, ce phénomène serait un bon signe d'atrophie musculaire en préparation, atrophie à laquelle aboutit d'ailleurs d'une façon presque constante cette forme de polymyosite. Au surplus, il est remarquable que, presque toujours, les lésions restent cantonnées aux extrémités qui ont été prises les premières.

La durée de l'évolution est de quelques mois à deux ans ; mais la mort y a été observée plus souvent que dans la forme normale.

COMPLICATIONS

Les complications peuvent s'observer dans toutes les formes de polymyosite, mais c'est précisément la polymyosite hémorragique qui semble avoir l'apanage des plus graves complications.

C'est au cours de cette dernière, en effet, qu'apparaît souvent la myocardite accompagnée d'arythmie, de crises asystoliques au cours desquelles le malade est emporté.

C'est cette forme aussi dont la localisation sur les muqueuses détermine des hémorragies intestinales graves analogues à celles qu'a rapportées Buss.

L'albuminurie légère est un fait banal au cours de la polymyosite, mais parfois l'atteinte du rein est plus profonde, et on observe une véritable néphrite aiguë avec ou sans hématurie, ainsi que l'ont constaté Hepp, Lewy et Senator.

Du côté de la peau, comme du côté des muqueuses, les complications sont rares ; cependant on a noté d'une part l'existence de lymphangite venant se surajouter à l'érythème, d'autre part soit des angines, soit des stomatites à tendance érosive.

On comprend enfin que l'atteinte des muscles se complique de lésions paramusculaires : l'inflammation des bourses séreuses en est un exemple et Fenoglio a rapporté, entre autres, un cas dans lequel il y avait de l'inflammation de la bourse séreuse du tendon bicipital.

DIAGNOSTIC

C'est au début, alors qu'aucune localisation musculaire importante ne vient frapper l'attention, que le diagnostic est le plus difficile, et c'est d'ailleurs à ce moment qu'il importerait qu'il fût rapidement posé. Mais la polymyosite simule alors une maladie infectieuse, et rien ne permet de l'en différencier.

Plus tard seulement, quand la symptomatologie est au complet, la question se pose véritablement de savoir si c'est à une myosite que l'on a affaire et à quelle espèce de myosite.

Tout d'abord la localisation des lésions sur les muscles de l'abdomen pourrait faire errer le diagnostic et conduire à l'hypothèse d'une *affection abdominale profonde* ; mais, dans la polymyosite, il est rare qu'il n'y ait pas en même temps d'autres muscles atteints, et l'examen des différents appareils permettra vite d'écarter l'hypothèse un instant soulevée.

D'autre part, il est facile d'éliminer les *affections musculaires non fébriles* et les *tumeurs des muscles* : fibromes, myomes ou sarcomes. Ici, en effet, les phénomènes généraux font défaut, la fièvre en particulier manque ; le début n'a pas la soudaineté de celui de la polymyosite ; la radiographie montre l'opacité de la tumeur ; et les symptômes morbides, au lieu de rétrocéder comme dans la polymyosite, présentent une marche progressive vers l'aggravation.

Dans les *abcès musculaires métastatiques*, il y a de l'œdème et souvent même de l'exanthème comme dans la polymyosite ou dans la dermatomyosite. Mais les phénomènes musculaires sont absolument effacés par la gravité des phénomènes généraux qui dominent la scène. Cependant il est facile de s'y tromper, comme le prouve le cas rapporté par M. Lyot ; le malade qu'il avait observé avec M. le professeur Le Dentu ne présentait que peu de symptômes généraux, mais en revanche des lésions locales intenses avec rougeur, œdème et douleurs vives ; on crut à un abcès et on incisa : on ne trouva rien que de l'infiltration œdémateuse ; dans ces cas, la ponction exploratrice est d'un réel secours.

Les *hématomes intramusculaires* sont presque toujours dus à une rupture musculaire. C'est dire que, dans les commémoratifs, on trouvera l'existence d'un traumatisme ou d'un effort, parfois d'une maladie infectieuse, comme la fièvre typhoïde, ayant altéré la fibre musculaire ; dans ce dernier cas, ce sont souvent les muscles droits de l'abdomen qui sont atteints. En tout cas, fait capital, l'hématome est unique, tandis que la polymyosite est, par définition même, multiple dans ses localisations.

La *gomme syphilitique* est facile à différencier de la polymyosite ; outre la notion étiologique, on sait qu'elle se ramollit généralement quand elle atteint un certain volume.

Au contraire, le diagnostic avec la *myosite tuberculeuse* est souvent très difficile, d'autant plus que celle-ci se présente avec tous les caractères de la polymyosite, comme le prouve l'observation rapportée par Préobrajensky et Margouliss dans la *Revue de médecine* de 1904. Les cas les plus heureux sont ceux où la présence de petits ganglions, de gommes cutanées en d'autres points, de manifestations pleuro-pulmonaires permettent de faire le diagnostic. Mais, bien souvent, seuls l'examen histologique après biopsie ou les inoculations donneront une certitude sur la nature de l'affection.

Les *kystes hydatiques* des muscles ne présentent pas, comme la polymyosite, des phénomènes généraux pouvant faire croire à une maladie infectieuse ; de plus, la ponction exploratrice ramène du liquide.

Enfin, dans les *angiomes musculaires*, on trouve concurremment des nævi au milieu de la peau.

Beaucoup plus délicat est le diagnostic avec la *trichinose*, et même pendant assez longtemps trichinose et polymyosite ont été confondues, notamment par Hepp. Dans les deux cas, en effet, on trouve de l'œdème, des douleurs musculaires, de la rigidité et de la tuméfaction des muscles. Mais, si on analyse de près les symptômes, on voit qu'il y a entre les deux affections des éléments de diagnostic assez précis : tout d'abord, dans la trichinose, ce sont surtout les fléchisseurs qui sont atteints, tandis que la polymyosite semble avoir une prédilection pour les extenseurs ; la rigidité musculaire de la trichinose consiste plutôt en contractures généralisées rappelant presque le tétanos ; au surplus, avant la phase de myosite généralisée de la trichinose, se place une période dite choériforme avec hyperthermie (40° ou 41°), phénomènes typhoïdes, œdème de la face. Interroge-t-on le malade ou son entourage, on relève la notion de l'ingestion de saucisses ou de jambon crus. Enfin, la trichinose n'existe guère en France, de sorte qu'on ne doit y songer que d'une manière tout à fait exceptionnelle.

Le diagnostic de myosite étant posé, l'existence d'une maladie infectieuse permettra d'éliminer la *polymyosite secondaire* à cette affection. De plus, les lésions musculaires y sont plus localisées et plus discrètes ; enfin les polymyosites secondaires présentent ce caractère important d'évoluer vers la suppuration, et la question revient alors à faire le diagnostic des abcès musculaires.

Il faut toutefois faire une place à part à la *polymyosite consécutive au farcin*, vu la fréquence, au cours de celui-ci, des lésions musculaires. Tendant généralement à la suppuration, cette myosite s'accompagne des signes habituels de la morve

La *myosite rhumatismale*, reconnaissable par les commémoratifs, ses caractères héréditaires, l'atteinte des articulations, est remarquablement sensible à l'action du salicylate de soude.

Quant au diagnostic de la *myosite ossifiante*, il ne serait, pour ainsi dire, pas à discuter, si, au cours de celle-ci, il ne se produisait quelquefois des poussées aiguës accompagnées de douleurs musculaires, voire même de véritables tuméfactions faisant corps avec la masse du muscle. Un traumatisme antérieur, la coïncidence du rhumatisme chronique, surtout la marche de la maladie permettent de faire le diagnostic.

La dermatomyosite, avec la topographie et la consistance
spéciale de son œdème, sera facilement distinguée des autres
œdèmes. Cependant il faut noter que la syphilis des muscles
peut donner lieu à une forme spéciale, décrite dans la littérature médicale sous le nom de *dermatomyosite syphilitique*.
Cette affection pourrait être confondue avec la dermatomyosite vraie ; mais elle ne s'accompagne ni de fièvre, ni de phénomènes généraux, ni d'exanthème.

Ces exanthèmes eux-mêmes, d'ailleurs, au cours de la dermatomyosite vraie, sont faciles à distinguer des *exanthèmes
divers des maladies infectieuses* ou *des dermatoses* par l'existence des lésions musculaires et la marche de la maladie.

La neuromyosite, enfin, est souvent difficile à diagnosti-
quer d'avec les *polynévrites* ; mais, dans cette dernière affection, les lésions sont plus généralement symétriques, les
troubles de la sensibilité plus fréquents, les muscles ne sont
pas indurés.

PRONOSTIC

Presque tous les auteurs qui ont consacré une étude à la polymyosite ont insisté sur la gravité du pronostic de l'affection. Seul, M. Gouget, en 1894, faisait observer que la guérison est non seulement possible, mais même assez fréquente. Il semble que, en réalité et dans l'état actuel des choses, on puisse dire avec Lorenz que le pronostic dépend essentiellement de l'atteinte ou de l'intégrité des muscles nécessaires à la vie : nous avons déjà vu, en effet, que la mort peut survenir par asphyxie ou par broncho-pneumonie de déglutition. Mais le pronostic dépend aussi de la période de la maladie à laquelle a lieu cette atteinte ; pour Lorenz, en effet, si ces muscles spéciaux ne sont pas atteints, l'affection, après un début aigu, prend une allure subaiguë ; la chronicité est généralement due à des rechutes successives. Enfin nous avons vu la gravité toute spéciale de la polymyosite hémorragique.

Quoi qu'il en soit, d'ailleurs, et dans tous les cas, ce qui est très fréquent, pour ne pas dire constant, c'est l'atrophie secondaire nette, et au surplus peu intense des muscles précédemment atteints.

TRAITEMENT

Rien n'est plus variable que la thérapeutique de la polymyosite. Tous les analgésiques ont été préconisés et essayés, d'ailleurs sans succès véritable : le pyramidon et l'antipyrine notamment semblent n'avoir apporté aucun soulagement. Le salicylate de soude et l'aspirine ont eu de plus heureux résultats dans un certain nombre de cas, mais se sont montrés absolument inefficaces dans d'autres. Lewy a noté une amélioration passagère par l'emploi de la thalline.

Si la médication interne reste sans résultats, en revanche les *traitements externes* semblent avoir eu plus de succès. On a préconisé les bains de vapeur et surtout le massage et même l'électricité.

Hepp dit s'être bien trouvé des enveloppements humides suivant la méthode de Priessnitz. Citons enfin, pour mémoire et sans prétendre l'indiquer comme traitement, que l'incision des masses musculaires tuméfiées soulage la douleur ; M. Lyot rapporte même que le malade qu'il a observé avec M. Le Dentu insistait pour qu'on pratiquât une incision au niveau de toutes les tuméfactions douloureuses.

La neuromyosite relève du traitement des polynévrites.

Quant à la polymyosite hémorragique, la complexité et la gravité de ses phénomènes nécessitent une thérapeutique purement symptomatique, dans laquelle les médicaments toni-cardiaques devront avoir la première place.

OBSERVATION I

Polymyosite infectieuse aiguë bénigne.

(Méry, Terrien et Génévrier. — *Soc. méd. hôp.*, 25 nov. 1904.)

L'observation que nous rapportons, et qui a été prise par nous dans le service de M. le professeur Grancher suppléé par M. le professeur agrégé Méry, peut être regardée comme concernant un cas de polymyosite pure.

L'enfant Pierre D..., âgé de neuf ans, entre salle Bouchut, dans le service de M. le professeur Grancher, le 23 octobre, pour des manifestations douloureuses dans les membres, accompagnées de fièvre, et survenues il y a quelques jours.

Antécédents. — Dans ses antécédents, on trouve peu de chose à signaler : la mère a eu du rhumatisme articulaire aigu, mais elle est actuellement bien portante ; père en bonne santé. L'enfant, élevé au sein, n'a cependant marché qu'à dix-huit mois ; il a eu la rougeole à treize mois et la varicelle à sept ans.

Histoire de la maladie. — En avril dernier, l'enfant est mordu par un cheval à l'épaule et tombe sur la tête ; à la suite de cet accident, il resta sans connaissance pendant quarante-huit heures, et pendant un mois il demeura fatigué, abattu, avec une courbature et une céphalée persistantes.

Huit jours après la morsure, les régions voisines des articulations du coude, du poignet et du genou sont devenues rouges, mais sans tuméfaction ; en même temps des croûtes s'étaient formées au niveau de la morsure, qui par la pression laissaient sourdre, non pas du pus, mais du liquide séreux incolore.

Jusqu'au 6 octobre dernier, l'état de l'enfant est satisfaisant ; à cette époque, il y a dix-sept jours, il rentre de l'école courbaturé, ne marchant qu'avec peine, et se plaint de souffrir au niveau du mollet gauche et de la face interne de la cuisse du même côté.

On constate alors que la fièvre est intense ; il y a de l'agitation nocturne.

Etat actuel. — Depuis cette époque jusqu'à aujourd'hui, ces phénomènes ont persisté ; la région postéro-interne du bras droit a même été envahie.

Actuellement, on constate à la partie interne de la cuisse gauche, et semblant faire partie de la masse des adducteurs, une tuméfaction régulière faisant une saillie légère. A sa surface, la peau est très peu modifiée ; pas d'élévation de température locale; légère coloration rosée cependant, mais très passagère.

Cette masse est assez facile à limiter par la palpation : elle est ovale, à grosse extrémité dirigée en bas ; son extrémité supérieure semble se terminer en pointe et remonter assez haut vers le bassin ; cette tuméfaction a la grosseur d'une mandarine environ, sa consistance est extrêmement dure, presque ligneuse et d'une dureté uniforme.

Cette tumeur est douloureuse, un peu spontanément, mais beaucoup à la pression et à la palpation ; la marche, sans être impossible, est cependant très difficile. Il n'y a pas d'empâtement, pas de fluctuation ; la peau est mobile à sa surface, et elle-même semble faire corps avec la masse des adducteurs.

Il n'y a d'ailleurs ni ganglions ni phénomènes articulaires de voisinage.

Il existe d'autres localisations analogues : dans la masse musculaire du mollet gauche, dans le triceps du bras droit, dans le grand droit de l'abdomen, dans la masse sacro-lombaire.

Dans toutes ces régions, on retrouve plus ou moins nettement les caractères précédents ; la tuméfaction du mollet gauche est cependant un peu moins bien circonscrite, moins dure et aussi moins douloureuse ; comme la précédente, d'ailleurs, elle paraît fusiforme et incluse dans les masses musculaires.

Dans le triceps du bras droit, au contraire, elle est aussi dure, aussi douloureuse et aussi bien limitée que celle de la cuisse.

Celle du grand droit de l'abdomen du côté droit, de même consistance, est actuellement indolore.

Celle de la masse sacro-lombaire enfin, grosse comme une noix, est également indolore ; elle a de plus une coloration violacée, *ecchymotique*.

En plus de ces manifestations, l'enfant présente un peu de fièvre : 38°,8 à l'entrée, et 38°,1 le lendemain matin ; cependant l'examen des différents appareils est négatif : rien au cœur ni au poumon, pas d'albumine, pas d'angine, aucun trouble digestif. Seuls les réflexes sont peut-être un peu exagérés (réflexes rotuliens, achilléens, crémastériens).

Traitement : salicylate de soude, 3 grammes.

Le 26 *octobre*. La douleur a un peu diminué sous l'influence du salicylate ; cependant la température persiste, les tumeurs musculaires, gardent leurs caractères, et celle de la cuisse gauche prend une apparence plus nettement inflammatoire ; la peau est légèrement rosée à la surface.

28 *octobre*. Les douleurs sont atténuées, et la marche est un peu moins pénible. Cependant la température reste aux environs de 38°. Les manifestations locales restent stationnaires, mais la teinte légèrement rosée de la peau a disparu au niveau de la cuisse.

2 *novembre*. Les différentes tumeurs musculaires ont toujours la même consistance ; mais la douleur a presque complètement disparu, sauf dans celle de la cuisse ; la palpation en est rendue plus facile, et elles paraissent encore plus nettement circonscrites.

4 *novembre*. Hier soir, poussée de fièvre coïncidant avec une reprise des phénomènes douloureux au niveau du mollet ; quelques phénomènes inflammatoires locaux.

9 *novembre*. La température est revenue à la normale ; les manifestations locales se sont atténuées ; les douleurs et la réaction inflammatoire de la peau ont disparu ; la consistance de la tuméfaction du triceps brachial est moins dure ; elle a aussi diminué de volume.

12 *novembre*. Une ponction exploratrice est faite dans la tuméfaction développée dans les adducteurs ; elle ne donne aucun résultat ; l'aiguille pénètre facilement, comme dans un muscle normal, sans traverser ni coque épaissie ni tissu fibreux.

17 *novembre*. Les tumeurs ont considérablement diminué de volume ; il n'y a plus ni fièvre, ni douleurs ; on note une très légère atrophie musculaire de la cuisse gauche.

Ajoutons que les radiographies qu'on a faites de ce malade n'ont fourni aucun renseignement.

OBSERVATION II

Polymyosite aiguë à récidives.

(Sick. — *Munch. med. Woch.*, 1905, L. II, 1092, 1152.)

Le 7 *novembre* 1904. La malade entre dans le service avec une polymyosite.

Vingt et un ans. Infirmière de la clinique de psychiatrie ; appartient à une famille saine ; la mère a eu de nombreuses crises de rhumatisme articulaire aigu.

La malade elle-même a toujours été bien portante, mais, pendant le dernier été, elle a contracté un refroidissement pendant une garde de nuit et depuis ce moment a ressenti dans les jambes des tiraillements douloureux. A la fin d'octobre 1904, des douleurs plus fortes apparurent dans les membres, la fièvre se déclara, de sorte que la malade dut s'aliter le 25 octobre 1904.

Le rapport de la clinique psychiatrique dit que le 25 octobre l'infirmière se disait malade avec 39°,8 de température rectale. Elle se plaignait de douleurs violentes dans les deux jambes et présentait un gonflement intense du mollet gauche, un gonflement moins considérable du mollet droit. La peau était rouge, sans œdème ; le muscle infiltré n'était pas sensible à la pression. Le jour suivant, les douleurs gagnèrent la région du coude et la partie supérieure du bras. Sous l'influence de hautes doses de salicylate et d'enveloppements mouillés, les gonflements et les douleurs rétrocédèrent, la fièvre tomba à 37°,6.

Le 5 *novembre*. Nouvelle ascension de température à 39°,9 ; de très vives douleurs s'installèrent dans les muscles de l'épaule gauche, dans la masse sacro-lombaire, promptement aussi dans les muscles de l'abdomen et dans les intercostaux, de sorte que chaque respiration arrachait des plaintes à la malade. Les organes internes ne semblaient rien présenter d'anormal. L'examen dans une clinique de médecine donna les résultats suivants : solide conformation du corps, bon état de nutrition. Peau et muqueuses apparentes rouge vif, sèches, brûlantes ; nulle part d'œdème ; aucune inflammation importante des glandes.

Musculature. — Les muscles de la nuque sont légèrement sensibles à la pression et douloureux dans les mouvements ainsi que le sterno-cléido-mastoïdien à son insertion distale ; les deux muscles droits de l'abdomen sont très sensibles à la pression et très durs au toucher. La peau, au niveau des muscles atteints, n'est ni rouge, ni sensible à la pression, ni œdématiée ; elle se laisse plisser sans douleur.

Les articulations ne présentent nulle part ni douleur à la pression, ni gonflement.

R. Pupille > L. Réaction pupillaire normale. Réflexes cutanés et tendineux non exagérés.

Langue œdématiée. Amygdale droite augmentée de volume, sans rougeur.

Thorax solidement construit, respiration à type costo-abdominal.

Examen du poumon normal. — A l'examen du cœur, on trouve un souffle systolique à la base ; le premier bruit à la pointe était sourd et mal frappé, les battements du cœur étaient réguliers, les limites du cœur n'étaient pas modifiées. Le pouls radial est mou, mais bien perceptible. Dans les urines, il n'y a ni albumine, ni sucre ; il n'y a pas de diazo-réaction.

On ordonne 6 grammes de salicylate de soude, le soir de 1 à 2 centigrammes de morphine.

Pendant les deux jours suivants (8 et 9 novembre) l'état de la malade devint plus sérieux : les douleurs musculaires s'étendirent aux intercostaux et au diaphragme ; les mouvements des yeux étaient douloureux ainsi que la respiration dans les grands mouvements ; il y avait 32 à 36 mouvements respiratoires superficiels à la minute. Il y avait du nystagmus. La sensibilité de la peau au niveau des muscles malades n'était pas modifiée. L'état général était profondément atteint.

Le salicylate et l'aspirine provoquèrent chez la malade une désagréable réaction avec sueurs profuses, bourdonnements d'oreille, vomissements. On donna dès lors 4 grammes d'antipyrine par jour, sans préjudice de 1 à 2 centigrammes de morphine.

La numération des globules blancs donna le 7 novembre 7 000 (les numérations étaient généralement faites onze à douze heures avant les repas). On ne trouva aucun éosinophile parmi les 500 leucocytes dénombrés.

Le 9 et le 10 *novembre*. La température atteignit 41°,1 ; aux autres manifestations se joignirent encore des douleurs dans tous les muscles du dos. Dans les selles, pas d'entozoaires, spécialement on ne put trouver de trichines. Du sang fut recueilli aseptiquement par ponction dans une veine pour culture en bouillon : 15 centimètres cubes du sang pris aseptiquement furent répartis dans cinq récipients avec 150 à 200 centimètres cubes de bouillon peptonisé et sucré et on fit des cultures sur gélose ; il ne poussa aucune colonie bactérienne. Le sérum du sang de la malade n'agglutinait pas les cultures de bacille d'Eberth en dilutions ordinaires.

Le jour suivant, la dyspnée devint considérable. Chaque mouvement respiratoire produisait de vives douleurs ; cependant il resta assez d'air dans le poumon pour empêcher un excès d'acide carbonique dans le sang. Les douleurs, qui provenaient évidemment de la participation du diaphragme, étaient localisées principalement sur les arcs costaux. Dans l'urine on trouva la diazo-réaction.

L'excision d'un morceau du biceps gauche fut pratiquée avec insensibilisation locale le 12 novembre par M. le privat-docent Dr Blauel. On remarqua combien, au cours de l'opération, les douleurs avaient été intenses au niveau du muscle. La recherche fut entreprise aussitôt sur la pièce colorée qui fut transportée à l'Institut pathologique de cette ville (P^r D^r von Baumgarten).

On ne trouva ni transformation histologique dans la structure des fibres musculaires, ni trichines, malgré de consciencieuses recherches. Le nombre des leucocytes tomba à 4 400 par millimètre cube à l'état de jeûne. L'urine, dans laquelle, pendant les derniers jours (il y avait une constipation opiniâtre), avait apparu la diazo-réaction et la réaction de l'indican, présentait des traces d'albumine, mais jamais plus de 50 centigrammes ; dans le sédiment on ne trouvait pas d'éléments formés. Par l'emploi de la méthode Schultesschen, on réussit à déceler des albumoses à côté de nucléo-albumines.

Puis se produisirent encore de nouvelles localisations musculaires douloureuses. Les régions supérieure et inférieure de la cuisse droite devinrent douloureuses à la pression ; les muscles du mollet droit donnaient une sensation dure, sans que la mensuration de la circonférence du membre à droite et à gauche donnât une différence appréciable ; les muscles droits de l'abdomen ne présentaient pas d'infiltration dure.

Enfin, dans la dernière semaine de novembre, la température qui, le 24 novembre, avait atteint encore une fois 39°,7 dans l'aisselle, tomba et avec cette chute thermique coïncida une diminution des douleurs qui, dernièrement encore, s'étaient fixées sur le coude droit à l'implantation des muscles. La plaie opératoire du bras gauche était complètement guérie. Depuis ce moment, la marche de la maladie n'offrit plus grand intérêt. La malade, certes, se remettait promptement ; l'alimentation et la respiration étaient plus faciles, mais de légères rechutes reparurent avec légère élévation de température et douleurs musculaires : du 7 au 9 décembre, du 11 au 13 décembre, du 21 au 23 décembre. A la fin de décembre, la malade pouvait commencer à se tenir debout.

L'examen du sang pratiqué le *2 janvier* 1905 permit de constater la réapparition des éosinophiles qui avaient disparu au début ; on en trouva 4 sur 530 leucocytes dénombrés.

Après un nouvel examen le 5 janvier 1905, survint une sérieuse rechute qui dura du *8 au 20* avec localisation des douleurs à la nuque, infiltration des muscles de cette région, atteinte des muscles de la ceinture scapulaire gauche, de la partie supérieure du bras, des fléchisseurs de l'avant-bras gauche, de tous les muscles abdominaux du côté gauche et des extenseurs de la jambe droite. Aussi, lorsque cette attaque fut terminée et lorsque la malade quitta la clinique le 11 février 1905, toutes les manifestations morbides n'avaient-elles pas disparu ; la malade se plaignait encore souvent de lassitude, de douleurs musculaires, de céphalée.

Lorsque de plus fortes douleurs musculaires et de petites élévations de température eurent nécessité le repos au lit encore une fois du *25 au 30 mars*, la malade quitta son poste d'infirmière et rentra chez elle. Les rechutes fréquentes lui avaient causé une légère dépression nerveuse.

Vers le milieu d'avril, elle n'était pas encore très bien. Il pouvait être intéressant de connaître le résultat de l'examen électrique des masses musculaires atteintes. On a déjà montré qu'il y avait absence complète de manifestations du côté du système nerveux. Aussi la réaction faradique et galvanique des territoires atteints était-elle d'abord normale ; il n'y avait pas de réaction de dégénérescence ; on trouvait KSZ > ASZ. Lors du dernier examen le 9 février, apparaissait cependant une remarquable modification quantitative de la réaction galvanique du muscle, tandis qu'on ne trouvait aucune modification qualitative ni rien d'anormal au courant faradique et galvanique. La différence d'intensité pour le courant constant allait de 6-8 MA à 15-16 MA lors de l'excitation du muscle droit de l'abdomen qui, certes, devait être parmi les muscles profondément atteints. Il est vrai que le muscle droit de l'abdomen, en raison de son volume, compte parmi les muscles difficiles à exciter par les courants électriques. Sur le muscle biceps et sur les jumeaux, on ne trouva aucune modification remarquable de la réaction.

OBSERVATION III

Dermatomyosite. — Angiomyosite.

(Lépine. — *Revue de médecine*, 1901.)

X..., âgé de cinquante-neuf ans, est entré à ma clinique le 24 janvier 1901. Il a eu autrefois la variole et la fièvre typhoïde sans complications. Marié ; un enfant bien portant. Pas de syphilis et pas de rhumatisme aigu antérieur. Il exerce depuis longtemps la profession de menuisier. Il gagne assez pour vivre convenablement. Il ne fait d'excès d'aucune sorte et il n'a jamais interrompu son travail que pendant peu de jours, à la suite de refroidissements survenus dans l'exercice de sa profession.

Il y a huit mois, le malade ressentit pour la première fois des douleurs dans la tête, intermittentes, peu vives, qu'il compare à une sensation de grattement.

Il éprouvait aussi de temps en temps quelques douleurs lancinantes dans le côté gauche en dehors de la ligne mamelonnaire ; ces douleurs apparaissaient sans cause connue et disparaissaient de même.

Il y a trois mois le malade remarqua que sa région temporale gauche était le siège d'un œdème assez volumineux, faisant une petite tumeur mal délimitée, peu douloureuse, mais assez dure. Cet œdème persista trois ou quatre jours pendant lesquels le malade éprouvait par moments une grande difficulté à mastiquer. La douleur siégeait surtout au niveau de l'insertion inférieure du temporal.

Au bout de quelques jours tout disparut à gauche pour apparaître à droite. Mais de ce côté l'œdème occupant la région temporale ayant envahi les paupières, empêchait l'ouverture de l'œil. Même douleur à la mastication, même aspect extérieur que du côté gauche. Ces symptômes persistèrent quinze jours et disparurent sans laisser aucune trace.

C'est à ce moment que se manifestèrent des douleurs lombaires violentes apparaissant surtout à l'occasion des mouvements de flexion et de rotation du tronc, douleurs lancinantes, vives, se déplaçant peu, alternant quelquefois avec des douleurs du même genre dans la tête.

Il y a six jours, le malade a remarqué qu'à la partie moyenne de son avant-bras droit, sur la face dorsale, existait une petite boule d'œdème qui était le siège de picotements légers. Depuis, cet œdème a envahi l'avant-bras et la face dorsale de la main.

A l'entrée, le malade est maigre et présente un teint terreux ; mais on ne trouve nulle part ni sur la peau ni sur les muqueuses de taches mélanodermiques. Pas d'asthénie musculaire.

L'examen de l'avant-bras droit montre un œdème luisant, un peu rouge (le malade a fait des applications de teinture d'iode), dur, ne se déprimant que très difficilement en godet, ni chaud, ni douloureux, et ne dépassant pas le coude.

Sur la face dorsale de la main, on trouve un œdème plus mou, plus blanc, se déprimant facilement en godet.

L'articulation du poignet n'est le siège d'aucune douleur ni spontanée, ni provoquée.

Le malade accuse un peu d'impotence fonctionnelle, mais celle-ci semble uniquement causée par l'œdème. La force est en grande partie conservée.

La région lombaire est le siège de douleurs très vives, mais provoquées seulement par les mouvements. Le malade les ressent surtout quand il se baisse ou se tourne dans son lit ; elles disparaissent dans le décubitus horizontal. Elles s'étendent jusqu'au bord des fausses côtes en avant.

Le cœur et les poumons ne présentent rien à noter d'anormal. La langue n'a pas d'enduit ; l'appétit est diminué, la digestion est lente.

Le foie non douloureux dépasse légèrement le rebord des côtes. La rate est notablement augmentée de volume, elle est perceptible par la palpation de l'hypocondre gauche.

Le sang examiné par le Dr Bonnet, moniteur de clinique, ne renferme que 2 000 000 de globules rouges. Valeur globulaire inférieure à la normale. Les globules paraissent normaux.

M. Descot, interne du service, a ensemencé deux tubes de bouillon chacun avec un centimètre cube de sang recueilli dans une veine du pli du coude. Un des tubes a été maintenu à l'abri de l'air. Les deux tubes sont restés stériles.

Urines claires, pâles, sans sucre ni albumine.

La température est normale.

Le malade a été traité par l'aspirine qui paraît avoir très bien agi, car les douleurs lombaires ont disparu, et quant à la tuméfaction de l'avant-bras, elle s'est progressivement dissipée en quelques jours.

OBSERVATION IV

Neuromyosite.

(Lévy-Dorn. — *Berlin. Klin. Wochensch.*, 1895.)

Le 31 *août* 1893, arriva chez M. le professeur Oppenheim pour se faire soigner un sergent de ville, âgé de cinquante-deux ans et de bonne constitution.

Le malade remarquait déjà au commencement d'août que ses doigts s'engourdissaient dans la position déclive ; une pression énergique avec la main ne provoquait pas encore de douleur. Dans le milieu d'août, le bras commença à enfler, et le malade avait une désagréable sensation de tension. Les premières douleurs durent se manifester le 20 ou le 22 août ; cependant le malade put encore, jusqu'au 24, faire son service, quoique avec peine et en proie à de fortes douleurs.

La douleur se produisait surtout dans les mouvements du coude, était légèrement brûlante et s'étendait depuis le milieu de l'avant-bras jusqu'au sommet de l'aisselle le long de la face interne du bras. Dans les autres régions enflées, il y a seulement une sensation d'engourdissement. Par la position déclive du bras, les sensations pénibles étaient toujours accrues. Le gonflement et les douleurs augmentèrent jusqu'au 28 août, puis commença une évolution vers l'amélioration, et peu à peu l'état précédent s'amenda. L'observation de l'état du malade révéla que le bras droit tout entier était enflé : le gonflement siégeait surtout dans la musculature et ne relevait que pour une faible part de l'œdème cutané. Ce gonflement atteignit son maximum dans la région du biceps et dans les plans profonds ; puis vinrent après les muscles du plan de flexion de l'avant-bras au-dessous de l'articulation ; le moins atteint fut le plan de l'extension. L'œdème de la peau est surtout accusé dans le sillon bicipital interne et au-dessus de l'olécrâne. La pression dans le sillon ci-dessus ainsi que sur les muscles de la région fortement tendus est douloureuse ; cependant cette douleur est plus accusée dans le sillon que sur les muscles. Le bras ne peut être complètement étendu au niveau de l'articulation du coude ; les doigts ne le peuvent pas davantage. L'essai d'extension passive détermine de la douleur, aussi le malade tient-il son bras comme ses doigts légèrement fléchis. La peau présente une coloration rouge violacé. La sensibilité des doigts est un peu diminuée sur leur plan d'extension dans la région médiane.

Les muscles ne présentent aucune E a R, mais seulement une diminution quantitative de leur excitabilité. Le malade transpire beaucoup, mais il dit y avoir toujours été prédisposé. Depuis longtemps, il se plaint de petits fourmillements. L'état général semble avoir toujours été satisfaisant ; le sommeil est bon ; il n'y a pas de soif anormale ; le pouls est régulier, et de fréquence normale. La fièvre ne semble pas avoir apparu depuis le début.

Au point de vue étiologique, le malade nie toute habitude d'intempérance ou d'excès ; sur la verge, on ne trouve aucune cicatrice ; dans les commémoratifs, on ne rencontre aucune maladie qui puisse être reconnue comme syphilitique. Dans l'urine, on ne trouve ni sucre, ni albumine. L'année précédente, le malade a eu une grippe et secondairement du rhumatisme articulaire aigu. Pendant cette dernière maladie, la face interne de la jambe gauche semble avoir été le siège de gonflement sur une surface large comme la main ; la douleur y

existait dans les mouvements comme à la pression (myosite?). La peau
à ce niveau était violette et luisante. Le gonflement disparut dans
l'espace d'une semaine à l'aide de frictions.

Traitement. — Courant galvanique transversal à travers les muscles,
massage, compresses humides.

L'amélioration ne se fit que lentement. Les dimensions du bras
furent prises à plusieurs reprises. Comme exemple, communiquons ce
qu'on a trouvé le 12 septembre : circonférence du bras au-dessus du
ventre du biceps à gauche 28, à droite 32; circonférence de l'avant-
bras au-dessous du coude à gauche 28,9, à droite 31,5.

Le 20 *septembre.* Sur le bras déjà plus dégonflé, on sentait, dans le
sillon bicipital interne, les troncs nerveux considérablement épaissis.
La pression sur ces troncs nerveux est douloureuse et détermine de la
douleur dans les territoires du médian et du cubital.

Le 1er *octobre.* Le malade était si amélioré qu'il pouvait reprendre
son service. Mais il y avait encore de petites douleurs et des gonflements peu considérables.

Enfin je vis le malade le 9 octobre et trouvai l'empreinte de la
maladie encore fortement marquée. Le résultat du dernier examen est
propre à donner un court aperçu sur les symptômes les plus importants,
et je le communique :

Le biceps et les muscles de l'avant-bras sur le plan de la flexion
au-dessous du coude ne sont pas encore complètement dégonflés,
mais ils ne sont plus douloureux à la pression.

· Le malade peut maintenant accomplir tous les mouvements actifs.
Cependant l'extension du bras, surtout dans la position de la supina-
tion et l'extension des doigts, provoque encore des douleurs et ne peut
généralement être accomplie qu'à grand'peine.

L'excitabilité électrique des muscles ci-dessus désignés n'est diminuée que faiblement par rapport à ceux du côté sain. Les troncs nerveux, dans le sillon bicipital interne, sont encore manifestement
épaissis et la pression à leur niveau est douloureuse.

La peau de l'avant-bras présente une coloration générale brunâtre.
Dans la région de l'insertion du deltoïde, passe une traînée rouge,
luisante, large comme un doigt, suivant la face interne du bras et cir-
conscrivant comme en zigzag la peau saine.

OBSERVATION V

Polymyosite hémorragique.

(Prinzing. — *Munch. med. Woch.*, 1890.)

M. J..., âgé de cinquante ans, marié, serrurier, de Rüdi, canton de
Zurich, vit depuis deux ans à Augsbourg et était jusqu'ici de très

bonne santé, à part des inflammations accidentelles de la gorge. Sur le commencement de sa dernière maladie, il donnait les renseignements suivants : seize semaines auparavant était apparu sur le mollet droit un bouton rouge luisant ; puis toute la jambe devint enflée et très endolorie. Traitement à l'onguent mercuriel. Six semaines plus tard, la jambe droite désenfle, mais la cuisse gauche enfle à son tour et semble avoir présenté une coloration rouge violacé. Ce gonflement, à la suite d'applications de teinture d'iode, disparut presque complè- tement en six semaines environ, il ne persista qu'un peu de gonflement de la hanche gauche. Le malade, qui avait été déjà traité par différents médecins, fut soigné, depuis ie 27 janvier 1890, par le Dr Brand à l'amabilité duquel je dois les renseignements suivants sur le cours de la maladie.

M. J..., après une attaque de grippe, avait été pris de douleurs dans les deux cuisses, mais surtout dans la gauche, et avait dû s'aliter. Au niveau de la région douloureuse, on ne voyait rien d'anormal ; il y avait un peu de fièvre (37º,8 centigrades). Je pris d'abord cette affection pour du rhumatisme et ordonnai du salicylate ; bientôt cependant les douleurs augmentèrent et la partie externe de la cuisse gauche com- mença à enfler. Ce léger œdème me faisait supposer qu'il y avait dans la profondeur un abcès périostique ; mais comme il n'y avait pas de fluctuation, j'étais de nouveau hésitant sur le diagnostic et me trouvais conduit à regarder plutôt cette maladie comme une thrombose de la veine fémorale.

L'œdème diminua et je vis nettement que c'était à une affection musculaire que j'avais affaire. Un peu au-dessus du genou gauche, le vaste externe présentait une tuméfaction qui donnait une sensation dure, comme si le muscle avait été contracté. Bientôt la cuisse fut le siège d'un nouveau gonflement et la tuméfaction dure s'accusa vers la partie supérieure du membre ; pendant que l'induration précédem- ment décrite disparaissait.

Tout le vaste externe fut parcouru par des douleurs ; il y avait de la fièvre. Puis survint une petite accalmie dans les manifestations de la maladie.

Bientôt cependant, une petite région de la face antérieure de la cuisse droite recommença à enfler ; l'induration et le gonflement mar- chèrent de nouveau de l'extrémité du membre vers la racine en suivant le muscle couturier jusqu'à l'épine antéro-supérieure.

Le même processus se renouvela sur le droit antérieur gauche et bientôt sur le triceps du bras droit, sans s'étendre plus loin sur ces dernières régions. Pendant ce temps l'état du malade était très précaire à cause des vives douleurs qu'il ressentait, à cause de l'insomnie et de la fièvre qui, d'une façon intermittente, s'élevait jusqu'aux environs de 38º. Ce furent de fortes doses d'opium et des cataplasmes qui se montrèrent encore les plus actifs ; les injections de morphine et les plus récents nervins n'eurent aucune action.

Le 12 *mars* 1890. Le malade, qui était très amaigri, commença à se plaindre de palpitations et de gêne respiratoire. Au cœur, on ne percevait aucun bruit anormal, et on ne constatait pas d'hypertrophie. Le pouls monta à 120, la température à 39°,7, et le 13 mars l'état du malade était très grave.

Le 14 *mars*. Cependant, la température était tombée à 37°,6 et l'état était plus satisfaisant. Ce jour-là, le malade fut porté sur une chaise dans une maison de santé et on rédigea le rapport suivant :

Grand, solidement bâti, très fortement amaigri, impotent, incapable de mouvoir ses pieds, pâle, chauve.

Thorax rigide, faisant mal ses mouvements d'expansion.

Poumons. — Limites un peu déplacées ; nulle part on ne perçoit d'assourdissement.

Cœur. — Un peu déplacé en bas et en dedans. Aucune hypertrophie. Bruits doux et faciles à percevoir. Pouls 120, petit, mou.

Abdomen. — Foie non augmenté de volume.

Cuisse droite presque double aussi grosse que la gauche ; la peau est pâle, tendue ; œdème dur, très douloureux à la pression sur la partie externe, très peu sensible à la partie interne. Jambe non œdématiée.

Cuisse gauche infiltrée seulement au-dessous du ligament de Poupart ; très amaigrie dans sa moitié inférieure où la peau est plissée.

Membres supérieurs. — Dans les muscles extenseurs du bras droit, une nodosité douloureuse grosse comme un œuf environ.

Au niveau des métacarpes des deux pouces, sur la peau du côté de l'extension, taches rouges disparaissant par la pression. Sensibilité à peu près abolie.

Urines jaune rougeâtre, sans albumine.

Température 38°,4.

Prescriptions. — Teinture de digitale, vin, enveloppements des extrémités inférieures ; pendant la nuit un centigramme de morphine.

Ce qui fut le plus pénible pendant les jours suivants, ce furent les palpitations et l'insomnie ; dans le décubitus, douleurs dans la cuisse et dans la région lombaire.

Les mouvements du cœur devinrent plus forts et plus lents grâce à la digitale, mais dès qu'on la cessa, ils redevinrent faibles et fréquents. Le matin la température était normale ; le soir il y avait un peu de fièvre : 38°,1 à 38°,5.

Le 19 *mars*. Une tuméfaction noueuse fut sentie dans les muscles extenseurs du bras gauche. Température le matin 37°,3, le soir 37°,8. Pouls petit 96.

Le 20 *mars.* Œdème douloureux autour du coude droit. Tuméfaction noueuse dans les adducteurs de la cuisse gauche. Température le matin 37°,5, le soir 37°,9. Pouls 104 presque imperceptible.

Le 21 *mars.* Le gonflement autour du coude droit s'est accru. Le biceps au-dessus de son insertion est le siège d'une infiltration dure très douloureuse. Cuisse gauche : douleurs et gonflement de la musculature de la largeur de la main au-dessous du ligament de Poupart. Gonflement des adducteurs non modifié. Température le matin 38°,3, le soir 38°. Pouls 120 très petit.

Le 22 *mars.* Membre supérieur droit : gonflement encore plus accusé autour du coude, œdème mou jusqu'au milieu de l'avant-bras. Nodosité dure et douloureuse dans le biceps, nodosité encore perceptible dans le triceps, mais indolore. — Membre supérieur gauche : nodosités dans le triceps brachial. — Cuisse droite moins enflée, cuisse gauche également. Température le matin 37°,4, le soir 38°,4 ; pouls 88 moyen.

Le 26 *mars,* œdème de tout le bras droit jusqu'au dos de la main. Gonflement, surtout accusé à l'extrémité inférieure du bras, dur, compact, douloureux. Bras gauche œdématié de même autour du coude. Muscles fléchisseurs de l'avant-bras douloureux. Œdème de la cuisse égal des deux côtés, dur, douloureux.

Abolition des réflexes patellaires. Température le matin 38°,2, le soir 38°,6. Pouls 120, petit.

Le 28 *mars.* Température le soir 39°.

Le 29 *mars.* Bras gauche gonflé ; œdème mou autour du coude et le long de l'avant-bras. Muscles fléchisseurs de l'avant-bras sensibles à la pression. Température le matin 37°,7, le soir 38°. Pouls 96, moyen. Le malade présentait à ce moment un fâcheux aspect : le teint de la peau était cireux, les traits angoissés ; le décubitus dorsal était douloureux ; le malade ne pouvait ni s'asseoir ni se lever, on devait lui donner à manger. Les deux membres supérieurs étaient uniformément gonflés, en forme de fuseau ; le gonflement était maximum au niveau du coude et allait en diminuant vers la racine et vers l'extrémité du membre. Mobilité du coude très restreinte. Cuisses de même uniformément gonflées, ne se mouvant qu'avec peine.

Au commencement d'avril 1890, le gonflement et la douleur des membres inférieurs et des avant-bras commencèrent à diminuer. Le gonflement n'était plus perceptible qu'autour des deux coudes où il était encore dur et sensible.

Malheureusement on observait, en dépit de la diminution du gonflement des muscles, un affaiblissement progressif de la contraction du cœur ; en même temps apparaissait de l'œdème des pieds, des jambes et de la région lombaire ; des épanchements pleuraux, qui commençaient déjà le 1er avril, augmentaient vite. Le repos nocturne était troublé par une toux fréquente ; la déglutition était pénible ; dans les derniers jours, chaque gorgée de liquide était suivie de toux et de vomissements. Le pouls de plus en plus petit était à la fin ondulant et intermittent. La température qui, depuis le 1er avril, n'avait pas dépassé 37°, tomba à 36°,5, 35°, à la fin à 34°,5 et le 11 avril le malade mourut d'épuisement.

On n'avait pas observé de troubles du langage ni de troubles dans les mouvements des yeux.

Au point de vue du traitement, il est encore à noter que depuis longtemps on avait essayé le salicylate de soude et l'iodure de potassium.

L'autopsie ne donna rien d'important :

Dans les deux cavités pleurales, on trouva un exsudat séreux (à gauche un litre, à droite une quantité moindre) ; au sommet du poumon gauche, pigmentation ancienne en forme de bande. Poumons atélectasiés à leurs bases.

Myocarde brun, flasque, mollasse. Valvules intactes. Rate légèrement hypertrophiée.

La musculature des membres présentait déjà des modifications importantes. Les muscles de la poitrine et du ventre avaient l'aspect normal.

Les muscles les plus atteints étaient le quadriceps fémoral des deux côtés et les adducteurs ainsi que le biceps brachial et le triceps. Ces muscles étaient infiltrés d'une sérosité de couleur rouge pâle, ou bien présentaient la coloration jaunâtre de l'argile ; ils étaient durs, mais en quelque sorte cassants. On trouvait de plus des foyers hémorragiques, de date plus ancienne et de forme irrégulière, qui se distinguaient par leur couleur rouille du tissu musculaire jaunâtre.

C'est sur une section transversale au tiers inférieur de la jambe que les modifications étaient le plus nettes : on trouvait là les différents aspects : ici les muscles avaient encore leur couleur brune normale ; là ils étaient déjà colorés en rose pâle ; mais la majorité présentait une teinte fortement jaune et partout dans le tissu musculaire se trouvaient irrégulièrement disséminés les reliquats des foyers hémorragiques. Dans les couches musculaires profondes, plus rapprochées du fémur, étaient de nombreux foyers hémorragiques récents.

OBSERVATION VI

Myosite infectieuse aiguë.

(Véron. — *Arch. de méd. et de pharm. mil.*, 1888, n° 6.)

P..., vingt-deux ans, d'origine bretonne, arrive au 134e régiment d'infanterie en décembre 1885. Sa mère est morte pendant l'accouchement ; son père est arthritique ; il a deux frères et une sœur bien portants, lui-même n'a jamais été malade. Le début de l'affection actuelle a eu lieu à la suite de quelques séances de tir sur le champ de la Grisière, grand plateau nu ouvert à tous les vents et qui est situé à quelques kilomètres au nord de Mâcon. Le 1er et le 2 mars, il éprouve une fatigue générale qu'il cherche en vain à surmonter ; le 3 mars, il se présente à la visite de l'infirmerie, et là nous constatons une fièvre assez vive (39°), un abattement général, de la céphalalgie, de l'anorexie et quelques douleurs dans les muscles des membres. Il entre à l'infirmerie ; le premier jour de l'examen, il est surveillé de très près, car l'invasion menace d'être orageuse. Pendant ce séjour à l'infirmerie, l'appareil symptomatique s'accentue encore, la fièvre atteint 40° ; le soir, la céphalalgie est violente, les myalgies intenses, l'abattement profond, la langue couverte de saburres, l'anorexie complète. Le lendemain matin, il y a une légère défervescence fébrile. P... présente absolument les allures cliniques du typhoïdisme, et nous l'envoyons d'urgence à l'hôpital, dans le service de M. le médecin-major de 1re classe Hahn. Le 5 mars, c'est-à-dire le lendemain de son arrivée à l'hôpital, nous voyons le soldat P... plongé dans une prostration extrême, mais sans stupeur proprement dite, car l'interrogatoire est aisé et la réponse facile : la céphalalgie est très accusée, les pupilles sont dilatées, la langue est sèche, les selles sont fréquentes ; de l'insomnie et du délire pendant la nuit ; les urines sont rouges et chargées, la température confine à 40° le matin et le soir. De cet ensemble de symptômes généraux graves et qui attestent une infection organique profonde émergent des symptômes de douleurs vives dans les masses musculaires des membres inférieurs et supérieurs, du gonflement et de l'empâtement des mêmes parties, avec une violence telle qu'ils vont dès lors occuper toute la scène clinique.

Et, en effet, un inventaire complet des différents systèmes viscéraux ne révèle rien. Les plèvres et les poumons sont intacts. Les battements du cœur sont fréquents mais réguliers, peu énergiques toutefois ; le péricarde et l'endocarde n'ont rien ; phénomène important dans l'espèce, le pouls est à peine perceptible à la radiale. Rien du côté de l'appareil cérébro-sensoriel ou médullaire. Du côté des téguments, pas la *moindre tache rosée*, pas la *plus légère éruption*. Du côté des muqueuses, rien à noter, aucune hémorragie. La muqueuse bucco-pharyngienne et les amygdales n'ont rien révélé à notre examen. En somme, nous résumerons la situation clinique en disant qu'il n'y avait chez notre homme qu'un ensemble bien complet de symptômes généraux graves avec une localisation morbide de phénomènes aigus sur les parties molles des membres, sur lesquels nous nous étendrons maintenant.

Bras droit. — La région tricipitale est gonflée, principalement dans la partie qui confine à l'article huméro-cubital. Cette région est légèrement chaude au toucher, infiltrée, volumineuse, douloureuse spontanément, très douloureuse au toucher ; la peau à cet endroit présente deux ou trois taches violettes de la grandeur d'une pièce de un franc ; elle n'a pas de rougeur phlegmoneuse, uniforme, mordicante, et il est très facile de voir qu'il ne s'agit pas d'une cellulite aiguë, mais d'un processus morbide tout différent.

Bras gauche. — La localisation a lieu aussi dans la zone des extenseurs ; c'est encore ici la partie postérieure du membre qui est empâtée et tuméfiée dans le voisinage de l'articulation du coude. Notons aussi de petites plaques violacées en cet endroit qui sont étalées sur une peau un peu luisante. Toute cette zone de tuméfaction et d'empâtement est également très douloureuse.

Avant-bras droit. — La partie supérieure de l'avant-bras droit est tellement gonflée, tellement empâtée, que l'avant-bras présente assez l'aspect d'un gigot. La peau est chaude au toucher, couverte de plaques pourprées et de sugillations. Douleur vive à la pression, qui laisse l'empreinte du doigt. Le pincement de la peau seule est très douloureux ; il y a donc une hyperesthésie de toutes les parties molles.

Avant-bras gauche. — Les phénomènes de tuméfaction et d'empâtement sont ici très peu accusés. Ils n'existent à un état très léger que dans la région des muscles épicondyliens et les douleurs ne sont perçues qu'à la pression du paquet musculaire épicondylien ; aucune sugillation cutanée à cet endroit. *Les différentes articulations des membres supérieurs sont intactes.*

Cuisse droite. — A la cuisse comme au bras, c'est la région qui correspond au triceps fémoral et aux différents muscles extenseurs qui est envahie par le processus morbide. Il y a là aussi un gonflement considérable, de l'empâtement et de l'œdème avec de violentes douleurs spontanées ou provoquées par le toucher. La peau qui recouvre cette région présente deux grandes plaques violettes dont le pincement est également douloureux. La partie postérieure paraît intacte.

Cuisse gauche. — Mêmes phénomènes qu'à la cuisse droite, mais avec une note moins accentuée.

Jambe droite. — La jambe droite est à peine atteinte ; il n'existe qu'une petite zone très limitée correspondant à la partie supérieure de la loge musculaire des péroniers latéraux.

Jambe gauche. — A la partie antéro-externe de la jambe gauche, depuis la région malléolaire jusqu'au tiers supérieur, existe une tuméfaction de toutes les parties molles avec de l'empâtement et de l'œdème. La peau est constellée de larges plaques violettes et de sugillations ecchymotiques. Toute cette région est chaude au toucher, douloureuse au pincement, très douloureuse à la pression. La partie interne de la jambe est intacte ; ici comme à la jambe droite, la localisation est principalement limitée à la partie qui correspond à la loge externe ; toutes les articulations du membre inférieur sont intactes.

Rien à la main, rien au pied.

Les parties molles de la face, du cou, du thorax et de l'abdomen ne présentent aucun phénomène d'empâtement ou de douleur, et leurs téguments sont intacts.

Par ce qui précède, on voit que l'affection est localisée dans les parties molles des quatre membres, qu'elle a envahi les régions correspondantes à l'extension, qu'elle a ménagé pour ainsi dire celles qui président à la flexion, et qu'enfin elle a pris une sorte de disposition croisée quant à l'intensité, la cuisse gauche et le bras gauche se trouvant beaucoup plus atteints que la cuisse droite et le bras droit, les lésions de la jambe gauche et de l'avant-bras droit l'emportant de beaucoup en intensité sur celles de la jambe droite et de l'avant-bras gauche.

Tel est le tableau clinique présenté par P...: le 6, le 7 et le 8 mars, il n'y a pas de changement, la fièvre est toujours très élevée, présentant de l'exacerbation vespérine et une légère rémission le matin ; les phénomènes pseudo-phlegmoneux des membres tendent à augmenter en acuité, la peau se cyanosant, la respiration devenant un peu irrégulière, le pouls radial finissant par disparaître le 9 et le cœur fléchissant graduellement et arrivant à ses derniers battements le 10 au soir.

La *nécropsie*, pratiquée le 11 mars, nous a révélé ce qui suit : les téguments présentent de nombreuses sugillations ecchymotiques et sont constellés de plaques violettes qui ont notablement augmenté *post mortem*.

A l'ouverture du thorax, on constate l'intégrité des plèvres et des poumons ; pas de suffusions hémorragiques sous-pleurales ou intrapulmonaires.

Le myocarde présente à la coupe l'aspect granulo-graisseux ; il est couleur feuille-morte et présente dans ses fibres un petit piqueté hémorragique. Ses cavités contiennent des caillots noirs et blancs, jeunes ou anciens. Le sang qui s'en écoule est noir et épais, inopectique.

A l'ouverture de l'abdomen, on constate l'intégrité de la séreuse péritonéale, l'intégrité absolue de la muqueuse intestinale et des plaques de Peyer.

Le foie est volumineux, jaunâtre, friable, paraît présenter des lésions dégénératives. Rien du côté de la rate ni de l'estomac.

Les reins ont un aspect normal ; ils sont un peu congestionnés toutefois. Cerveau et méninges cérébrales et médullaires indemnes ; pas de suffusions hémorragiques. Les lésions des parties molles ont été trouvées les mêmes dans les quatre membres ; voici en quoi elles consistent : la peau présentait, je le répète, de nombreuses taches violettes. Le tissu cellulaire était infiltré ; à la coupe, il s'écoulait un liquide séreux brunâtre assez abondant; la trame conjonctive était hyperémiée et d'un rouge brun. Tous les muscles qui président à l'extension, le triceps

des deux bras et des deux cuisses, la masse épicondylienne des avant-
bras, les muscles de la région antéro-externe des deux jambes, présentaient des altérations identiques. Tous ces muscles étaient augmentés
de volume, de couleur brune ou noirâtre, montrant çà et là de véritables
foyers de ramollissement allant jusqu'à l'aspect d'une bouillie musculaire en certains endroits, comme à la partie moyenne du vaste
externe des deux triceps fémoraux. On constatait aussi une injection
hyperémique très intense du myolemne. La fibre musculaire était
friable, elle se laissait déchirer avec facilité. Dans les interstices des
faisceaux musculaires eux-mêmes, on note des foyers hémorragiques
plus ou moins larges allant depuis la grosseur d'un grain de millet
jusqu'à la largeur d'une pièce de 50 centimes. Ces foyers apoplectiques
inter et intra-fasciculaires sont nombreux et constitués par un sang
noir et épais.

Tous les muscles ne correspondant pas aux régions signalées, c'est-
à-dire les muscles autres que les muscles extenseurs des membres, et
les muscles des parois thoracique et abdominale avaient à la coupe une
couleur brune feuille-morte.

A la coupe, les vaisseaux veineux laissaient sourdre avec peine un
sang très noir et très épais.

OBSERVATION VII

Polymyosite infectieuse aiguë à récidives.

(Vincent. — *Bull. Soc. méd. hôp.*, 1903, 5 juin.)

Le malade est un homme de vingt-trois ans, cultivateur, qui est sur
le point de terminer son service militaire. C'est un sujet d'apparence
assez robuste, exempt de toute tare alcoolique ou syphilitique. Son
père a eu quelques atteintes de rhumatisme. Lui-même n'avait jamais
été malade jusqu'en septembre 1897. A cette date, il eut, dit-il, un
« embarras gastrique », qui fut particulièrement grave, car il s'accom-
pagna de fièvre intense (40°), de délire, de torpeur, de douleur dans la
région correspondant à la rate. Il signale avoir éprouvé une vive douleur lombaire. Cette affection, peut-être une fièvre typhoïde, le força
à garder le lit pendant un mois, et il ne put reprendre son travail
qu'après trois mois.

Mais, au mois de décembre 1898 apparut, pour la première fois, un
ensemble bien caractérisé de symptômes qui devait se renouveler ultérieurement à deux reprises différentes. A la suite de prodromes tels
que de la courbature, de la céphalée, de l'inappétence, il eut une forte
fièvre et éprouva dans la cuisse gauche et dans la région de la gouttière
vertébrale, à gauche, une douleur extrêmement vive, persistante, sans
rémission nocturne, qui s'accompagnait d'un énorme gonflement des

régions endolories. A la cuisse, la tuméfaction, très dure, intéressait exclusivement la face antérieure et un peu la face interne du segment du membre. En arrière, aucune douleur, aucune modification de volume.

Fait important, toutes les articulations, aussi bien celles qui étaient voisines des régions malades que les autres, restèrent absolument indemnes.

Les phénomènes généraux, d'abord très marqués : fièvre, abattement, insomnie, s'amendèrent au bout d'une semaine. L'appétit était nul. Le malade ne pouvait absorber que du lait. Pas de diarrhée, ni au début, ni dans le cours de l'affection.

Le gonflement des muscles du dos et de la cuisse diminua lentement, ainsi que la douleur. Il dut garder le lit pendant un mois, et ne put reprendre ses occupations qu'au mois de mars.

Une deuxième atteinte, un peu plus bénigne, mais semblable à la précédente, par sa localisation, ses caractères cliniques, les phénomènes généraux qui l'accompagnèrent, survint sans cause appréciable, en septembre 1901. Il eut une forte fièvre (plus de 39°). La tuméfaction, toujours très dure, fut plus prononcée à la cuisse qu'à la région dorsale, mais la douleur le tint encore au lit pendant un mois. Il garda pendant longtemps une douleur localisée aux muscles en dedans de l'angle de l'omoplate.

Ni dans ce cas, ni dans le précédent, il ne resta de nodosités anormales dans les muscles atteints.

La troisième poussée de myosite est apparue au commencement de février 1903. Depuis quelques jours, il ressentait de la fatigue et de vagues douleurs à l'extrémité inférieure de la cuisse gauche, au niveau des attaches tendineuses du triceps. Puis survint une *angine* à laquelle succéda, trois jours après, une atteinte de myosite encore plus violente que les précédentes.

La fièvre, à marche rémittente, oscilla pendant une semaine entre 38° et 38°,6, le soir. Le malade accusait de la céphalée, de l'inappétence, de la soif, de la constipation, de l'insomnie presque complète.

La portion antérieure et moyenne de la cuisse gauche ainsi que la masse musculaire dorso-lombaire située dans la gouttière vertébrale, en dedans du bord interne de l'omoplate (trapèze inférieur, grand dorsal), étaient le siège d'un gonflement et d'une douleur très vive, lancinante, exagérée au moindre mouvement. Les muscles de la nuque du côté gauche furent également assez sensibles, mais non tuméfiés.

La cuisse était gonflée surtout dans sa partie moyenne et exclusivement dans sa région antérieure. La circonférence du côté gauche, au point où la tuméfaction était le plus prononcée, offrait 5 à 6 centimètres de plus que celle de la cuisse opposée. Le moindre contact, le plus léger mouvement, étaient cruellement sentis.

Les muscles étaient *très durs.* On ne pouvait en percevoir le relief. Sur cette région tuméfiée, le doigt ne laissait pas de godet.

Dès le début, la peau de la cuisse présente une *éruption de petites macules rouges,* de la dimension d'une lentille, siégeant sur la face antérieure de la cuisse.

Pas de fluxion articulaire. Pas d'œdème de la jambe ou des malléoles

Les muscles de la gouttière vertébrale ont offert un œdème dur, analogue à celui de la cuisse.

Après quinze jours, l'éruption cutanée disparut. La cuisse, m'a dit le médecin qui l'a observé à ce moment, donnait une sensation d'empâtement diffus. Lorsque la tuméfaction générale eut disparu, on put constater, dans l'épaisseur du triceps fémoral, une *tumeur* profonde, dure, pour laquelle il fut envoyé dans mon service le 20 avril dernier.

A son arrivée, le malade avait une légère élévation de la température, le soir (37°,4) ; mais celle-ci ne dura que trois jours. Il existait encore un peu de perte de l'appétit et de l'insomnie, entretenue par la douleur éprouvée dans la cuisse gauche et dans les muscles dorsaux.

Je pus constater un léger gonflement de la cuisse gauche qui mesurait, à 16 centimètres au-dessus de la rotule, 49^{cm},5 alors que la droite avait 48^{cm},5. A la partie moyenne de la cuisse, correspondant à la tumeur précitée, la cuisse gauche avait 1 centimètre de plus que la droite.

Rien au niveau de l'articulation du genou, rien aux diverses articulations. Aucun œdème malléolaire.

Siégeant à la partie moyenne de la cuisse, un peu en dedans de la ligne médiane, on voyait une petite macule jaunâtre, arrondie, du diamètre d'une pièce d'un franc environ, reliquat de l'éruption dont la peau avait été couverte.

La palpation révélait un faible degré d'hyperesthésie des téguments. Au-dessous, existait un léger empâtement, un peu dur, du muscle droit antérieur en sa partie moyenne. Enfin, on constatait facilement, dans l'épaisseur de ce muscle, surtout vers son bord interne, une tumeur ovoïde, allongée dans le sens vertical, de consistance ligneuse, à extrémités amincies. Cette tumeur, aisée à limiter, mesurait 12 centimètres dans sa plus grande longueur et 7 centimètres dans sa plus grande largeur. Elle était très douloureuse à la pression, pouvait être déplacée dans le sens transversal, mais non verticalement, et semblait entièrement fixée par la contraction du triceps.

Les mouvements du membre inférieur gauche, surtout l'extension de la jambe sur la cuisse, étaient très pénibles. Le malade ne pouvait quitter le lit.

L'artère et la veine fémorale étaient perméables. Le nerf crural et le nerf sciatique n'étaient pas sensibles.

Le réflexe rotulien était aboli. La contraction idio-musculaire était nulle.

Dans la région dorsale, la masse musculaire voisine de l'angle de l'omoplate gauche n'était plus œdémateuse, mais on percevait nettement dans le faisceau inférieur du trapèze un nodule faiblement induré et mobile, du volume d'une grosse noix un peu aplatie.

Tous les viscères sont sains. Pas d'albumine dans l'urine.

Sous l'influence du repos, le gonflement de la cuisse et le léger œdème de la peau qui subsistaient encore, ont achevé de disparaître en une semaine, en même temps que la petite plaque éruptive signalée. La nodosité siégeant dans le trapèze s'est effacée en quinze jours environ et il n'en reste plus actuellement de trace ; mais cette région est toujours sensible.

Quant à la nodosité ligneuse située dans le droit antérieur, elle s'est progressivement amincie, mais elle a paru, par contre, gagner en longueur. Elle présente actuellement la forme d'un cordon irrégulier, vertical, du diamètre du doigt, étranglé en son milieu, situé dans l'épaisseur du droit antérieur et un peu vers son bord interne. Elle peut être déplacée transversalement dans le relâchement du muscle. Cette nodosité est encore un peu douloureuse, mais le malade peut marcher sans claudication.

Le triceps fémoral de ce côté est mou et un peu atrophié. La cuisse gauche mesure actuellement un demi-centimètre de moins que la droite à 16 centimètres au-dessus du bord supérieur de la rotule aussi bien qu'au niveau de la partie moyenne de la tumeur.

L'excitabilité électrique des muscles atteints par la polymyosite est encore très modifiée. L'excitabilité faradique est peu diminuée ; mais l'excitabilité galvanique est notablement atténuée. Il y a inversion de la formule galvanique pour le muscle droit antérieur.

		NFC.	PFC.	NOC.	POO.
Droit antérieur.	droit. .	3 m. a.	15 m. a.	»	35 m. a.
— —	gauche.	15	13	0	0
Couturier.	droit. .	4 m. a.	6 m. a.	»	
—	gauche.	11	11	»	18
Trapèze (portion inférieure).	droite. .	10 m. a.	11 m. a.	»	36
— — —	gauche.	15	15	»	0

Les autres muscles présentent une réaction électrique normale.

Il n'y a pas de modification de l'excitabilité électrique du nerf crural.

Le réflexe rotulien est toujours très affaibli à gauche.

CONCLUSIONS

Sous le nom de polymyosite primitive, on décrit une affection rare caractérisée par l'inflammation d'un certain nombre de muscles, inflammation occupant seule la scène morbide, ne relevant elle-même d'aucune maladie infectieuse coexistante ou immédiatement antécédente dont elle puisse être considérée comme une complication.

Les lésions peuvent être uniquement localisées aux muscles, ou s'étendre à la peau ou aux troncs nerveux, ou encore s'accompagner d'hémorragies cutanées ou viscérales. On peut donc décrire une forme type, la polymyosite pure, et des formes cliniques caractérisées par la coexistence des lésions que nous venons de citer ; on peut ainsi établir trois nouvelles formes : la dermatomyosite, la neuromyosite, la polymyosite hémorragique. Ces formes et spécialement la dermatomyosite sont, d'ailleurs, beaucoup plus fréquentes que la forme pure.

Anatomiquement, deux faits caractérisent la polymyosite primitive : d'une part l'inflammation du tissu cellulaire interfasciculaire et interfibrillaire, d'autre part les diverses dégénérescences des fibres musculaires.

Étiologiquement, c'est l'infection qui domine l'histoire des polymyosites ; l'intoxication n'apparaît qu'accessoirement et d'une façon beaucoup moins fréquente.

Cliniquement, la polymyosite, quelle que soit sa forme, se présente comme une maladie infectieuse, tant par son mode de début que par les phénomènes généraux dont elle s'accompagne.

La forme pure apparaît sous l'aspect de tuméfactions dures et douloureuses qu'on rencontre dans un certain nombre de masses musculaires ; ce sont les muscles des membres qui sont le plus souvent atteints et une impotence fonctionnelle à peu près absolue résulte des lésions musculaires.

Dans la dermatomyosite, aux tuméfactions musculaires se surajoutent de l'œdème de la peau correspondante et des éruptions polymorphes ; dans la neuromyosite, l'atteinte des muscles se complique de douleurs sur le trajet des nerfs périphériques ; la polymyosite hémorragique est caractérisée par la présence d'hémorragies cutanées, rarement viscérales, et par des troubles de la circulation.

Toutes ces formes peuvent évoluer vers la guérison, mais l'atrophie des masses musculaires atteintes est la règle, atrophie d'ailleurs légère et partielle le plus souvent. En revanche, la mort peut survenir soit par broncho-pneumonie de déglutition en cas de lésions des muscles du voile du palais et du pharynx, soit par asphyxie en cas d'atteinte des muscles de la respiration, soit enfin par myocardite.

La thérapeutique de la polymyosite est encore peu fixée ; ce sont les agents externes qui semblent avoir jusqu'ici donné les meilleurs résultats.

BIBLIOGRAPHIE

ABRAM. — Inflammation of the Muscles, with special reference to two cases of infective myositis. *Lancet*, London, 1904, II, 1341.

ADLER. — *Deut. med. Woch.*, 1894.

AUGIER. — Périmyosite des muscles fléchisseurs des doigts avec attitude caractéristique de la main. *Journal sc. méd. de Lille*, 1906, p. 253.

BAER. — Ueber akuta Polymyositis. *Munch. med. Woch.*, 1904, 151.

BEVIEL. — A case of polymyositis, with a rare complication : blindness. *Saint-Louis med. Rev.*, 1904, 290.

BŒCK. — Et Tilfaelde of Polymyositis acuta med Udgang i Hildbredilse. *Norsk. Mag. for Laegevid*, nov. 1891.

BONNET. — Revue critique sur la dermatomyosite aiguë. *Gaz. hôp.*, 14 avril 1900.

BRUNON. — Polymyosite. Thèse Paris, 1887.

BUSS. — *Deut. med. Woch.*, 1894.

CHRISTEN. — Ein Fall von Polymyositis acuta. *Corr-Bl. f. Schweiz. Aerzte Basel*, 1903, XXXIII, 822.

CODINA-CASTELVI. — La polymyositis aguda. *Rev. de med. y cirurgie pratiques*, Madrid, 1904.

DEBOVE. — *Progrès méd.*, 1878.

DURANTE. — Manuel histol. pathol. Cornil et Ranvier.

FENOGLIO. — *Premier congrès de soc. ital. de méd. à Rome*, 1888.

FERROGLIO. — *Arch. ital. di clin. med.*, 1890.

FRAENKEL. — *Soc. méd. int. Berlin*, 1894.

FRAENKEL. — *Virchow's Arch.*, 1900.

FUCKEL. — Dermatomyositis acuta. *Corresp. Bl. des allg. artzl. Vereins von Thuringen*, 1892.

GEORGUIEVSKY. — *Bol. gén. Bosk.*, 1901.

GOUGET. — La polymyosite. *Presse méd.*, 1894.

HEPP. — *Berl. Klin. Woch.*, 1887.

HERZ. — *Deut. med. Woch.*, 1894.

HNATEK. — Polymyositis acuta haemorrhagica. *Lek. rizhledy Proha*, 1904.

HOFFMANN. — *Arch. f. Psychiatr.*, 1894.

KOSTER. — *Nord med. Arch.*, 1896.

LARGER. — Thèse Paris, 1891.

LÉPINE. — Polymyosite, dermatomyosite, angiomyosite. *Rev. méd.*, 1901.

LÉVY-DORN. — Ein Fall von Neuromyositis. *Berl. Klin. Woch.*, 1895.

LEWY. — Zur Lehre von der primären acuten Polymyositis. *Berl. Klin. Woch.*, 1893.

LORENZ. — *Zeitsch. f. Klin. Med.*, 1891.

LORENZ. — Muskelerkrankungen, 1898.

LORENZ. — Ueber Herzerscheinungen bei der acuten Polymyositis und deren Bedeutung für die Diagnostik der letzteren. *Berl. Klin. Woch.*, 1906.

MAGNIN. — Myosites et maladies infectieuses. *Rev. méd. vét.*, 1906.

MARCHAND. — *Bresl. ärtzlich. Zeit.*, 1880.

MARINESCO. — Polymyosites. *Traité de méd. et de thérap.* Brouardel et Gilbert, 1902.

MARTINEZ VARGAS. — Myositis agudas. *Rev. de med. y cirurgie prat.*, Madrid, 1905.

MÉRY, TERRIEN et GÉNÉVRIER. — Polymyosite infectieuse aiguë bénigne chez un enfant de neuf ans. *Bull. Soc. méd. hôp.*, 1904.

MÉRY. — Polymyosite infectieuse aiguë primitive. *Journal Prat.*, 1904.

MURREL. — Dermatomyositis or acuta polymyositis. *Med. Press. and Circ.* Lond., 1905.

NEUBAUER. — *Centralblatt f. cancr. Med.*, 1899.

OPPENHEIM. — *Lehrbuch der Nervosenkrank.*, 1903.

SLEHN. — Ein neuer Fall von Polymyositis acuta mit Ausgang in Heilung. *Deut. med. Woch.*, 1889.

POTAIN. — *Soc. méd. hôp.*, 1875.

PRANDI. — Della polymyosita primara. *Gaz. d. osp.*, Milan, 1904.

PRÉOBRAJENSKY et MARGOULISS. — Contribution à l'étude des polymyosites. *Revue de médecine*, 1904.

PRINZING. — Ein Fall von Polymyositis acuta haemorrhagica. *Munch. med. Woch.*, 1890.

REMAK. — *Spec. Patholog. und Therapie Nothnagel*, 1900.

SCHLESINGER. — *Ref. Centralblatt f. Grinzgeb.*, 1900.

SCRIBA. — *Deut. Zeitschrift. f. Chir.*, 1885.

SENATOR. — *Zeitsch. f. Klin. Med.*, 1889.

SENATOR. — Polymyositis und Neuromyositis acuta. *Deut. med. Woch.*, 1893.

SICK. — Akute rezidivirende Polymyositis epidemischen Auftreten. *Munch. med. Woch.*, 1905.

SIEMMERLING. — *Charité Annalen*, 1889.

STRENY. — *Zeitsch. f. Klin. Med.*, 1904.

STRUMPELL. — *Deut. Zeitschrift. f. Nervenheilkund*, 1891.

STRUPPLER. — *Deut. Arch. f. Klin. Med.*, 1900.

Unverricht. — Polymyositis acuta progressiva. *Zeitsch. f. Klin. Med.*, 1880.

Unverricht. — Ueber eine eigenthumliche Form von akuter Muskelentzindung mit einem der Trichinose ähnlichen Krankheitsbilde. *Munch. med. Woch.*, 1887.

Véron. — Myosite infectieuse aiguë. *Arch. de méd. et de pharm. milit.*, 1888.

Vincent. — Polymyosite infectieuse aiguë à récidives. *Bull. Soc. méd. hôp.*, 1903.

Wagner. — Fall einer seltenen Muskelkrankheit. *Arch. der Heilkunde*, 1863.

Watzoldt. — *Zeitsch. f. Klin. Med.*, 1893.

Wissokowitsch et Janowsky. — *Gazette de Botnine*, 1900.

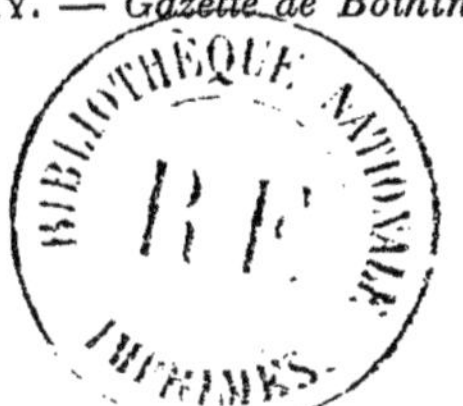

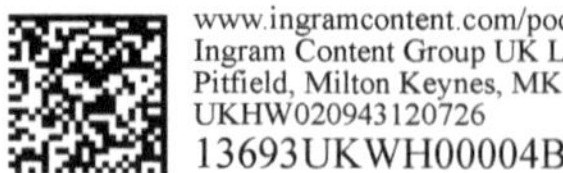